DR. ANDREA FLEMMER

Ich helfe mir selbst – Gicht

Schmerzen lindern und vorbeugen
Die besten Maßnahmen für zu Hause

humboldt

VORWORT

Liebe Leserinnen, liebe Leser,

Gicht ist eine Störung des Stoffwechsels, bei der sich zu viel Harnsäure im Blut ansammelt. Die Harnsäurekristalle lagern sich unter anderem in Gelenken ab, was zu zahlreichen Beschwerden führt. Typisch für die Erkrankung sind stark schmerzende, gerötete und geschwollene Gelenke – meist ist der große Zeh als erstes betroffen.

Zwar wird Gicht häufig als Wohlstandskrankheit bezeichnet, da sie durch Übergewicht, ungesunde Ernährung und Bewegungsmangel gefördert wird. Doch die Neigung zu einem erhöhten Harnsäurespiegel ist in den meisten Fällen angeboren.

Durch eine frühzeitige Therapie lässt sich Gicht meist gut behandeln. Und sie gehört zu den Krankheiten, bei denen Sie sich selbst sehr gut helfen können: Sie können die Harnsäure mit Hilfe einer einfachen Ernährungsumstellung senken und damit die Gichtanfälle lindern oder verhindern. Sie dabei zu unterstützen, ist das Ziel dieses Buches.

In diesem Ratgeber erfahren Sie alles, was Sie über den Gicht-stoffwechsel und vor allem über die Behandlung von Gicht wissen müssen. Dazu habe ich für Sie die besten therapeutischen Maßnahmen aus der konventionellen und der alternativen Medizin zusammengetragen.

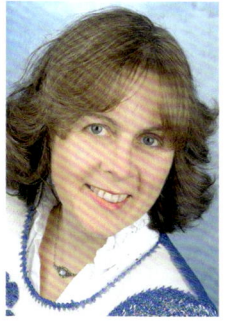

Wenn Sie die Ratschläge dieses Buches umsetzen, haben Sie eine sehr gute Chance, dass Ihre Gicht verschwindet, Ihre gesamte Konstitution sich verbessert und Ihre Lebensqualität wieder so wird, als wären Sie nie von Gicht betroffen gewesen. Noch nie war die Prognose für Gichtpatienten so gut wie heute. Nutzen Sie die Chance und helfen Sie sich selbst!

Viel Erfolg und gute Besserung wünscht Ihnen

Dr. Andrea Flemmer

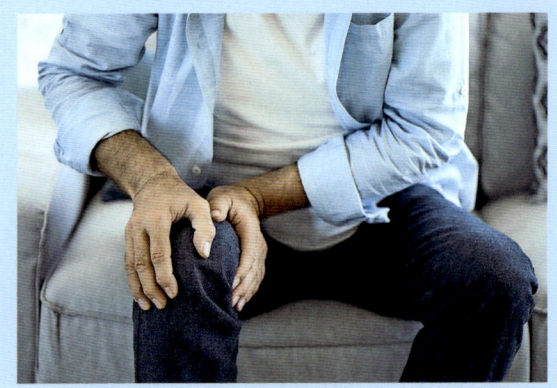

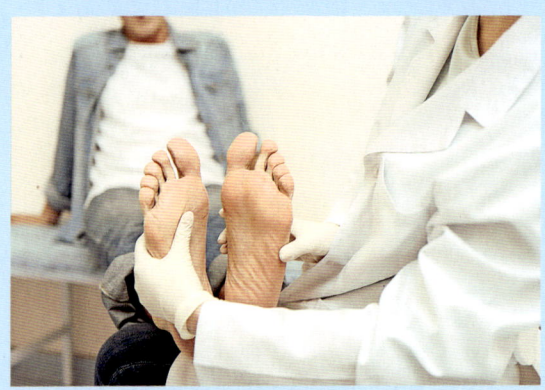

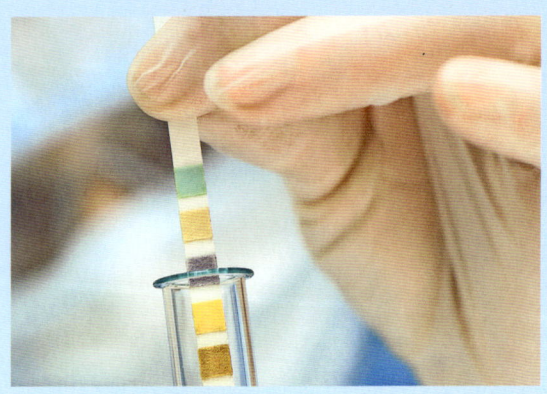

GICHT – URSACHEN, SYMPTOME, THERAPIE

Die Gicht ist die häufigste Form der Gelenkentzündung in Deutschland. In diesem Kapitel erfahren Sie, wie die Erkrankung entsteht, mit welchen typischen Symptomen sie einhergeht und wie sie konventionell behandelt wird.

Das sollten Sie über Gicht wissen

Eine Krankheit mit Geschichte

!

Zum rheumatischen Formenkreis werden über 450 Erkrankungen gerechnet, die alle mit Bewegungseinschränkung und Schmerzen verbunden sind.

Bei der Gicht (*Arthritis urica*) handelt es sich um eine Stoffwechselerkrankung, die zum rheumatischen Formenkreis gerechnet wird. Die Zahl der betroffenen Erwachsenen in Deutschland, die erhöhte Harnsäurewerte haben, ist allein in den letzten Jahren drastisch angestiegen: von nur zwei auf 20 Prozent, wie der Fachzeitschrift „Der Internist" zu entnehmen ist. Über eine Millionen Menschen in Deutschland leiden unter einer ausgeprägten Gicht. Die gute Nachricht ist, dass Gicht zu den wenigen Erkrankungen des rheumatischen Formenkreises gehört, die geheilt werden kann.

Schon im Altertum gab es die Gicht, damals wurde sie als *Podagra* bezeichnet, das ist das lateinische Wort für „Fußfessel". Angesichts der Tatsache, dass die Krankheit mit heftigen Schmerzen im großen Zeh beginnt, die das Laufen erschweren oder gar unmöglich machen, ist das ein sehr treffender Name. Eine veraltete Bezeichnung für die Gicht ist „Zipperlein", das vom mittelhochdeutschen Begriff *zipfen* für „trippeln" abgeleitet ist und sich auf den Gang des Erkrankten bezieht. Die deutsche Bezeichnung „Gicht" stammt von dem althochdeutschen Wort *gi-giht,* das „Besprechung, Behexung" bedeutet. Damit wurden alle Arten von Gliederschmerzen und Lähmungen bezeichnet, deren Ursache man nicht kannte und die man kurzerhand bösen Zaubersprüchen zuschrieb.

Lange herrschte die Meinung vor, nur die Reichen und Mächtigen würden Gicht bekommen, als Folge ihrer exzessiven Ess- und Trinkgewohnheiten. Gicht war die „Krankheit der Könige": Alexander der Große, Karl der Große, Ludwig XIV. und Friedrich der Große hatten sie, aber auch Wallenstein, Goethe und Bismarck.

Tatsächlich gehört Gicht zu den klassischen Wohlstandskrankheiten, sie ist nach den Fettstoffwechselstörungen und Diabetes Typ 2 die dritthäufigste Stoffwechselerkrankung: In Deutschland sind 2,8 Prozent der Männer und 0,4 Prozent der Frauen im Alter zwischen 30 und 59 Jahren betroffen. Inzwischen sind erhöhte Harnsäurewerte und Gicht in allen Bevölkerungsschichten der Welt zu finden. Sogar in China und Indien stieg die Zahl der Gichtkranken in den letzten 20 Jahren an – dank des wachsenden Wohlstands.

!

Bis zu 30 Prozent aller Männer haben erhöhte Harnsäurewerte, aber nur etwa fünf Prozent aller Frauen.

Heute können sich viele Menschen eine fleischlastige Ernährung leisten, und der hohe Fleischgenuss führt bei entsprechender Veranlagung zu einem Stoffwechselproblem. Fleisch enthält viele Purine und deren Abbauprodukt ist die sogenannte Harnsäure, die sich in Form von Harnsäurekristallen in Gelenken und Geweben ablagert, was die für Gicht typischen Schmerzen zur Folge hat. Doch auch Fruchtzucker spielt bei dieser Entwicklung eine wichtige Rolle. Dazu lesen Sie später mehr.

Gicht und Rheuma – Was ist der Unterschied?
Rheuma betrifft ebenfalls die Gelenke. Diese Erkrankung sieht man jedoch als Autoimmunerkrankung an. Das bedeutet, dass der Körper von Rheumapatienten sich selbst angreift und infolge einer chronischen Entzündung die Gelenkstrukturen zerstört. Das ist bei Gicht nicht der Fall.

Gicht ist meist erblich bedingt

In den meisten Fällen ist Gicht erblich bedingt. Ein angeborener Enzymdefekt ist dabei sehr selten, die häufigste erbliche Ursache ist eine Stoffwechselstörung. Dabei wird die Bereitschaft vererbt, Harnsäure anzuhäufen. Dass Gicht erblich bedingt ist, sieht man auch an einer familiären Häufung: Wenn Sie betroffen sind, leiden meist auch Ihre Eltern, Großeltern und Ihre Geschwister an Gicht.

!

Etwa die Hälfte aller Gichtpatienten hat Übergewicht. Nehmen sie ab, sinkt auch der Harnsäurespiegel.

Sind Sie erblich vorbelastet, bedeutet das jedoch nicht zwangsläufig, dass Sie auch an Gicht erkranken. Entscheidend dafür, ob die Gicht ausbricht oder nicht, ist Ihre Lebensweise. Essen Sie leidenschaftlich gerne viel Fleisch, vor allem Innereien? Sind Sie übergewichtig und trinken gerne und viel Bier? Dann leisten Sie dem Ausbruch der Krankheit Vorschub. Denn ernährungsbedingte Ursachen für Gicht sind eine purinreiche Ernährung, ein hoher Alkoholkonsum, Überernährung und Übergewicht. Zudem erkranken mehr Männer als Frauen. Ein typischer Gichtpatient ist also ein Mann über vierzig mit einem stattlichen Bierbauch.

Gicht kommt nicht allein

Meist tritt Gicht zusammen mit anderen Erkrankungen in Erscheinung. Patienten, die an Gicht leiden, sind oft übergewichtig, haben Bluthochdruck, ungünstige Blutfettwerte und Diabetes mellitus. Diese vier Risikofaktoren für Herz-Kreislauf-Krankheiten werden unter dem Begriff „metabolisches Syndrom" zusammengefasst. In den USA leiden etwa 60 Prozent der Gichtpatienten unter diesem Syndrom. Im Rahmen einer chinesischen Studie fand man heraus, dass der Harnsäurespiegel umso höher lag, je mehr Komponenten des metabolischen Syndroms vorlagen.

Verschiedene Formen der Gicht

Primäre Gicht

Die erblich bedingte primäre Gicht betrifft 98 bis 99 Prozent der Patienten: Es ist also eine Veranlagung vorhanden und die Gicht wird dann meist durch eine falsche Ernährung ausgelöst. In 80 Prozent der Fälle ist eine gestörte Harnsäureausscheidung durch die Niere die Ursache dafür, dass die Harnsäurekonzentration im Blut allmählich ansteigt, bis der Wert eine kritische Grenze erreicht. Bei etwa 20 Prozent der Fälle geht dieser Anstieg auf eine vermehrte Harnsäurebildung aus Purinen infolge eines erblichen Enzymdefekts zurück.

Sekundäre Gicht

Die sehr viel seltenere sekundäre Gicht entsteht infolge anderer Erkrankungen oder durch Medikamente. Beispielsweise können Nierenerkrankungen oder Diabetes Typ 2 dazu führen, dass die Nieren weniger Harnsäure ausscheiden, sodass die Konzentration im Blut steigt. Eine sekundäre Gicht kann sich aber auch entwickeln, wenn viele körpereigene Zellen absterben – etwa bei Leukämie –, sodass sich im Körper viele Purine bilden.

So entsteht Gicht

Purine gelangen in das Blut

Jede Zelle in unserem Körper enthält einen Zellkern, in dem sich unsere Erbsubstanz, die DNA befindet. Bestandteil der DNA sind verschiedene chemische Verbindungen, die man Purine nennt und die bei der Gicht eine Hauptrolle spielen. Purine gelangen beim Abbau der Zellen ins Blut, sie werden aber auch mit der Nahrung aufgenommen. Besonders viele Purine sind enthalten in Innereien, Fleisch, Wurst, Fisch, Meeresfrüchten und Hefe. Etwa 60 Prozent der aufgenommenen Purine stammen aus Fleisch.

Aus welchem Grund auch immer die Zellen abgebaut werden, es werden immer Purine freigesetzt. So lebt eine Darmzelle nur ein bis zwei Tage, eine Hautzelle zwei bis vier Wochen und viele andere Körperzellen regenerieren sich innerhalb eines Jahres. Viele Körperzellen sterben zum Beispiel beim Fasten oder einer sehr raschen Gewichtsabnahme ab. Auch bei Bestrahlung oder Chemotherapie werden viele Zellen zerstört, deren Purine dann freigesetzt werden und in der Blutflüssigkeit landen.

Ganz gleich, ob Sie Purine mit der Nahrung zu sich nehmen oder ob sie durch Abbau von Körperzellen entstehen: Die Purine

werden im Körper biochemisch umgebaut und über Zwischen-
stufen in Harnsäure umgewandelt. Die überschüssige Harnsäure
wird zu 80 Prozent über die Nieren und den Harn ausgeschieden,
zu etwa 20 Prozent über den Darm.

Die Harnsäurekonzentration steigt an

!

Bei der Gicht kann
die Harnsäure-
konzentration das
Zigfache einer
gesunden Menge
betragen.

Wenn über die Nieren und den Darm dauerhaft weniger Harnsäure ausgeschieden wird, als im Körper produziert wird, steigt
der Harnsäurewert im Blut an. Überschreitet der Wert eine bestimmte Grenze, bilden sich spitze Harnsäurekristalle, die über
das Blut durch den ganzen Körper getragen werden und sich in
Gelenken und Weichteilen ablagern. Die scharfkantigen Kristalle
reizen das Gewebe in den Gelenken, es strömen Immunzellen ein
und setzen Botenstoffe frei, die eine Entzündung hervorrufen.

Mit der Zeit entstehen größere Ansammlungen an Harnsäurekristallen und wenn die Krankheit fortgeschritten ist, bilden sich
Gichtknoten, auch Tophi genannt. Diese führen verstärkt zu
schmerzhaften Entzündungen in den Gelenken – werden sie
nicht behandelt, auch zu Gelenkschäden. Die Kristalle können
sich auch in Organen, wie zum Beispiel in der Niere, ablagern
und dort Funktionsstörungen verursachen.

Die Gichttophi können bis zu einem Zentimeter groß werden
und man erkennt sie sogar im Röntgenbild. Die Knoten sind in
der Regel nicht schmerzhaft, sie enthalten eine weiße Flüssigkeit
bzw. Masse, die vor allem aus Harnsäureablagerungen besteht.

Erhöhte Harnsäurewerte

Bei einem Wert von zwischen 6,5 und 6,8 mg Harnsäure pro 100 ml
Blut liegt die Harnsäure ist gelöster Form vor, sodass es zu keinen
Störungen kommt. Sinkt der Wert unter 6,5 mg/dl, bilden sich die
schädigenden Harnsäurekristalle, die über das Blut durch den ganzen
Körper getragen werden, sich ablagern und Tophi bilden.

Meist entstehen sie in den Gelenken, sie können sich aber auch am äußeren Rand der Ohrmuschel oder auf dem Nasenrücken bilden.

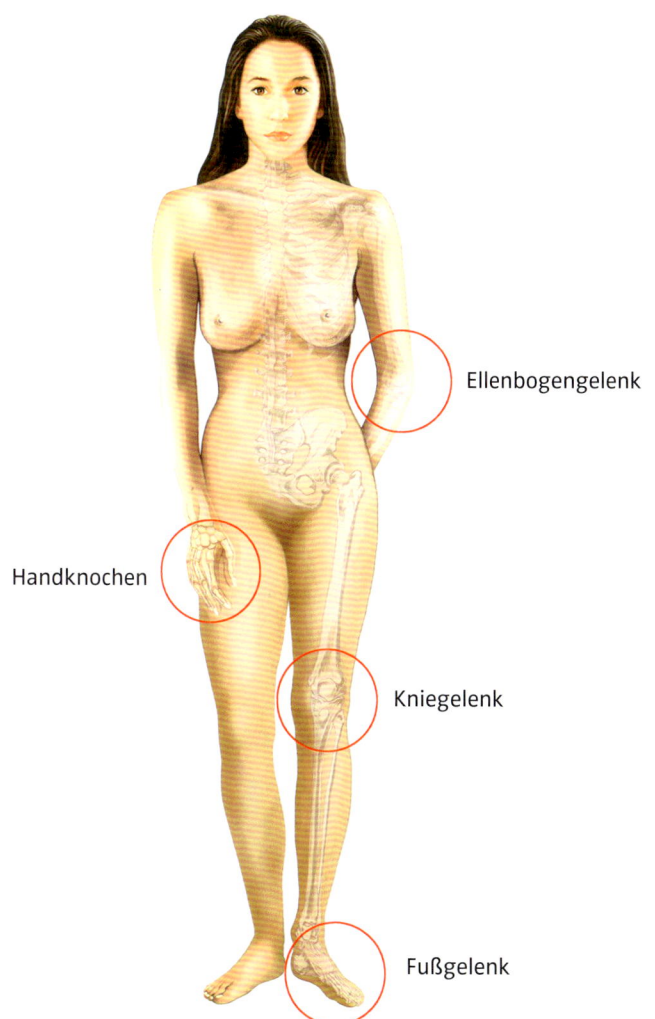

Häufig von Gicht betroffene Gelenke.

Ellenbogengelenk

Handknochen

Kniegelenk

Fußgelenk

Die vier Stadien der Gicht

Stadium 1: Asymptomatische Gicht

Zu Beginn verläuft die Gicht ohne irgendwelche Symptome oder Beschwerden. Diese Phase kann sich über Jahre oder Jahrzehnte hinziehen, bei manchen Patienten wird die Gicht nie akut. Die Harnsäurewerte sind in diesem asymptomatischen Stadium erhöht, entdeckt wird dies in der Regel aber eher zufällig im Rahmen einer Blutuntersuchung. Die meisten Betroffenen bemerken dieses Gichtstadium gar nicht.

Bei einer erhöhten Harnsäurekonzentration im Blut – einer Hyperurikämie – sind Sie eigentlich noch nicht krank. Es ist aber eine ernsthafte Vorstufe davon und Sie müssen dies behandeln lassen bzw. Ihre Ernährung umstellen. Wird die Hyperurikämie sorgfältig behandelt, kann das in den meisten Fällen den Ausbruch der Gichterkrankung verhindern. Wird hingegen nichts unternommen, um die erhöhten Harnsäurewerte zu senken, kommt es in vielen Fällen zum zweiten Stadium.

> **!**
>
> Erhöhte Harnsäurewerte im Blut werden als Hyperurikämie bezeichnet.

Stadium 2: Der akute Gichtanfall

Wie gerade beschrieben, entstehen bei einem anhaltend überhöhten Harnsäurewert im Blut spitze, scharfkantige Harnsäurekristalle, die sich in Gelenken und Geweben ablagern. Die Harnsäurekristalle werden vom Immunsystem als Fremdkörper angesehen und nach Möglichkeit beseitigt. Im Zuge dessen werden zum einen Entzündungsstoffe gebildet, aber auch Milchsäure, wodurch das Gewebe noch saurer wird und noch mehr Harnsäurekristalle entstehen.

Schließlich kommt es zu einer akuten Entzündung meist nur eines Gelenks mit schmerzhafter Überwärmung und Schwellung. Diese Entzündung wird durch die Harnsäurekristalle ausgelöst. Da Harnsäurekristalle bei niedrigeren Temperaturen schneller entstehen, tritt der Gichtanfall am ehesten an Zehen, Fingern,

Händen, Füßen, Ellenbogen sowie Ohren auf. In 60 Prozent aller
Fälle ist das Großzehengrundgelenk betroffen.

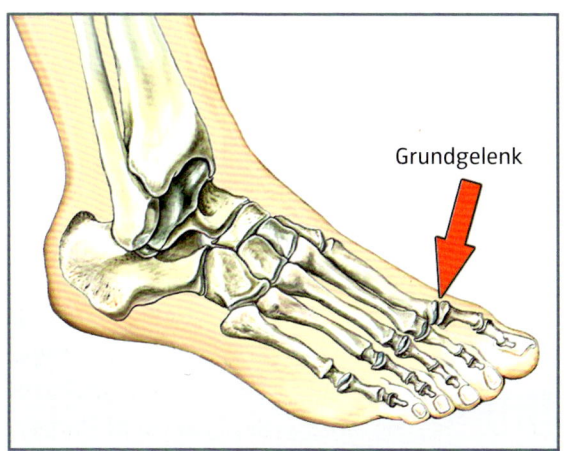

Grundgelenk

Zu den am häufigs-
ten von Gicht
betroffenen Gelenken
zählt das Grund-
gelenk der großen
Fußzehe.

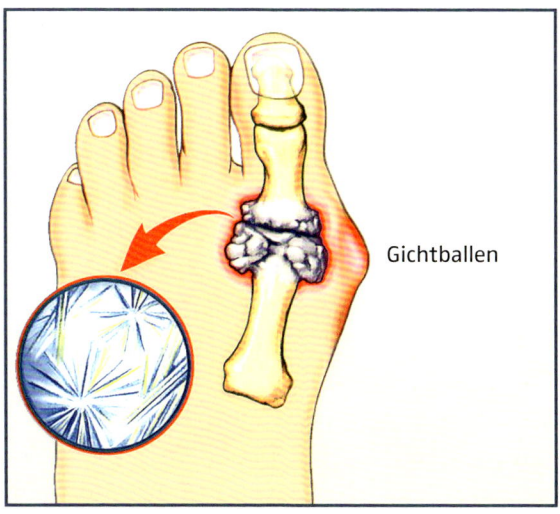

Gichtballen

Ablagerungen von
Harnsäurekristallen.

Während eines Gichtanfalls leidet auch der Allgemeinzustand. Abgeschlagenheit, Fieber, ein beschleunigter Puls sowie Kopfschmerzen können hinzukommen. Ohne Behandlung kann dieser Zustand mehrere Stunden oder sogar Tage andauern. Hatte man schon viele akute Gichtanfälle und nähert sich allmählich der chronischen Gicht, hören die Schmerzen nach den Anfällen nicht mehr ganz auf.

Wenn Sie nichts unternehmen, kann ein akuter Gichtanfall bis zu zwei Wochen dauern. Beim ersten Mal ist in 90 Prozent der Fälle nur ein Gelenk betroffen, meistens das Großzehengrundgelenk. Bei älteren Patienten sind oft mehrere Gelenke in Mitleidenschaft gezogen.

Bei vielen Betroffenen beginnt die Gicht überraschend, ohne Vorwarnung und obwohl sie sich völlig gesund fühlen. Denn die erste Phase der Gicht verläuft in der Regel ohne Symptome. Der Harnsäurespiegel steigt an, die Harnsäurekristalle lagern sich unbemerkt ab, bis plötzlich die Entzündung da ist.

> **!**
>
> Ein Gichtanfall ist nach etwa 24 Stunden am schlimmsten und in der Regel nach drei Tagen vorbei.

Der erste Anfall tritt oft nachts im Grundgelenk des großen Zehs auf. Sie können sich das folgendermaßen vorstellen: Das Gelenk schwillt an, die Haut rötet sich und wird heiß. Sie bekommen starke Schmerzen, die tagelang anhalten und von leichtem Fieber begleitet sein können. Manchmal kommen Kopfschmerzen oder Erbrechen hinzu. Möglicherweise greift dies auch auf benachbarte Bereiche über. Bereits der Druck der Bettdecke oder das Zuschlagen einer Zimmertür kann zur Tortur werden. Spätestens dann sollten Sie einen Arzt aufsuchen.

Die Harnsäurekristalle können sich auch in der Niere absetzen, dann können sich Nierensteine bilden. Auch diese müssen Sie unbedingt behandeln lassen, um weitere Schäden zu verhindern.

Alternativ zu derart plötzlichen Gichtattacken kann die Erkrankung auch völlig uncharakteristisch beginnen: zum Beispiel mit Verdauungsstörungen, Übelkeit, Reizbarkeit, unklaren rheumatischen Beschwerden und Schmerzanfällen, die sich langsam steigern.

Mögliche Auslöser eines Gichtanfalls

Besteht bereits eine versteckte Neigung zu Gicht, können verschiedene äußere Faktoren die Entwicklung der Krankheit befördern oder einen Anfall auslösen.

Zu diesen Faktoren gehören vor allem der Genuss von purinreichen Lebensmitteln (siehe Seite 34) und von alkoholischen Getränken. Alkohol hemmt die Ausscheidung von Harnsäure, was den Harnsäurewert ansteigen lässt.

Auch Fasten oder strenge Diäten können zu einem Gichtanfall führen. Wenn in kurzer Zeit viel Muskelmasse abgebaut wird, sterben die Muskelzellen ab, die Zellkerne werden aufgebrochen und Purine freigesetzt. Als Folge steigt der Harnsäurespiegel im Blut an.

Nicht zuletzt kann körperlicher Stress – zum Beispiel durch Verletzungen, ungewöhnliche Anstrengung oder Infektionen – einen Gichtanfall auslösen. Denn bei massiver Überanstrengung entsteht Milchsäure im Körper, die von den Nieren ausgeschieden wird – und zwar bevor die Harnsäure an der Reihe ist. Die Harnsäure sammelt sich also im Blut an und bei einer entsprechenden Veranlagung kann es zu einem Gichtanfall kommen. Dies gilt in der Regel nur für eine massive Überanstrengung, nicht für körperliche Bewegung im Rahmen des empfohlenen Sports.

Stadium 3: Interkritische Phase

Die durch Gicht verursachten Schmerzen können nach einigen Tagen spontan wieder verschwinden. Anschließend tritt die Krankheit in eine interkritische Phase ein, das bezeichnet einen Zeitraum ohne Schmerzen. Es können Monate oder auch Jahre bis zum nächsten Gichtanfall vergehen. Jedoch wird dieser Zeit-

!

Nehmen Sie es nicht auf die leichte Schulter, wenn ein Gichtanfall vorüber ist. Werden Sie aktiv, um Schlimmeres zu verhindern.

raum kürzer und die Anfälle dauern länger, je weiter die Krankheit voranschreitet. In diesem Zeitraum haben Gichtpatienten weiterhin zu hohe Harnsäurewerte, die zu einer vermehrten Ablagerung von Harnsäurekristallen im Gewebe führen können.

Die beschwerdefreien Phasen können Sie nutzen, um gegebenenfalls Ihr Gewicht langsam zu reduzieren. Außerdem sollten Sie auf Ihre Ernährung achten und sich ausreichend bewegen, also alles dafür tun, um einen gesunden Harnsäurespiegel zu erreichen und zu halten. Im besten Fall bleiben Sie von weiteren Anfällen verschont.

Stadium 4: Das chronische Stadium

Chronisch wird Gicht dann, wenn sich die Gichtanfälle wiederholen. Dies ist der Fall, wenn der Patient seine Ernährung nicht ändert und wenn die Gicht unzureichend oder gar nicht behandelt wird. In dieser Phase sind die Gelenke dauerhaft entzündet, was Schmerzen in Ruhe und/oder bei Bewegung zur Folge hat. Es kommt in mehreren Gelenken zu Harnsäureablagerungen, entzündlichen Reaktionen sowie Knorpel- und Knochenzerstörungen. Beobachtet wird dies bei etwa 40 Prozent der Erkrankten, im Durchschnitt sind sieben Gelenke betroffen.

In diesem Stadium entwickeln sich die Harnsäurekristalle zu den bereits erwähnten Tophi. Diese Gichtknoten bleiben in der Regel zunächst unbemerkt und schmerzen nicht. Sehr häufige Tophi sind die Harnsteine in den Nieren, die bei 20 bis 40 Prozent der Gichtpatienten auftreten. Lagern sich Harnsäurekristalle im Darm ein, können sie zu heftigen Koliken führen.

Die rechtzeitige und richtige Behandlung der Gicht kann die Entstehung von Gichtknoten verhindern. Selbst wenn Sie bereits Tophi haben, auch über Jahre hinweg, können Sie sie reduzieren oder vollständig abbauen.

Wenn Sie hingegen die Krankheit nicht konsequent behandeln und Ihre Ernährung nicht umstellen, kann sie zu Deformierungen bis hin zur Unbeweglichkeit der betroffenen Gelenke führen. Auch die Schmerzen verschwinden dann nicht mehr vollständig. Zudem steigt die Gefahr, dass sich die Gicht auf Ihre inneren Organe, zum Beispiel die Niere, ausbreitet, und zwar in Form von Nierensteinen.

Die Harnsäurekristalle, die sich in der Niere sammeln, bilden zunächst winzige Steine, den sogenannten Nierengrieß. Klumpt dieser zusammen, entstehen Nierensteine, die das Abflusssystem der Niere verstopfen können. Dies kann zu Bluthochdruck und bis zum Nierenversagen führen.

Geschwollene Gelenke sind typisch für Stadium 2 der Erkrankung.

geschwollene Fingergelenke

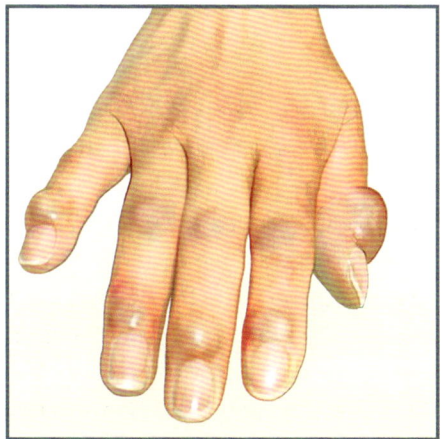

geschwollenes Kniegelenk

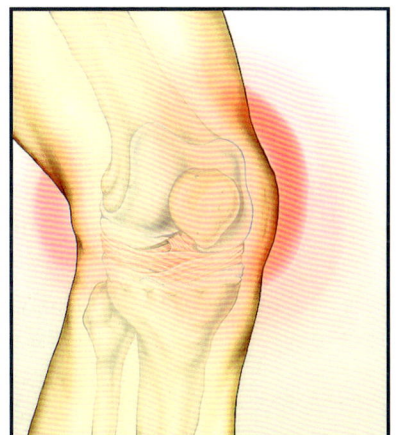

So wird Gicht diagnostiziert

Sie haben die Symptome eines akuten Gichtanfalls und vermuten, an Gicht zu leiden? In der Regel stellt der Hausarzt die Diagnose. Er fragt Sie nach Ihren Beschwerden und nach dem Verlauf
der Erkrankung. Dann werden der Harnsäuregehalt im Blut und
mögliche Entzündungswerte festgestellt. Das ist nicht ganz un-
problematisch, denn ein Drittel der Patienten mit einem akuten
Gichtanfall haben ganz normale Harnsäurewerte im Blut. Daher
wird empfohlen, die Harnsäure einige Wochen nach einem Anfall bestimmen zu lassen, um zu sehen, wie es sich mit dem Harnsäurespiegel verhält.

Sichtbare Veränderungen, die über Röntgen und ähnliche
bildgebende Verfahren erfasst werden können, treten wie beschrieben erst im Spätstadium auf. Werden dann Tophi im
Weichteilgewebe entdeckt, kann das jedoch zur Therapiekontrol-
le eingesetzt werden. Dabei hilft eine Ultraschalluntersuchung.
Ergibt diese keine eindeutigen Ergebnisse, können Röntgenbilder
gemacht werden. Damit ist es möglich, Harnsäurekristalle und
im fortgeschrittenen Stadium Gelenkverformungen zu erkennen.

Die Symptome und Beschwerden des akuten Gichtanfalls
sind oft sehr typisch, sodass ein Arzt in der Regel gleich den richtigen Verdacht haben wird. Hat zum Beispiel ein über 40-jähriger
Mann nachts plötzlich eine extrem schmerzhafte Entzündung
am Zehengrundgelenk, nachdem er am Abend zuvor ordentlich
gefeiert, reichlich gegessen und Alkohol getrunken hat, liegt die
Diagnose Gicht nahe.

Möglicherweise treten aber auch zunächst Fieber, Kopfschmerzen und Übelkeit auf und erst etwas später nicht ganz so
heftige Gelenkschmerzen. Auch dies kann ein akuter Gichtanfall
sein.

Sind die Symptome nicht eindeutig, wird der Arzt weitere Untersuchungen veranlassen.

Eine Möglichkeit, Gicht eindeutig zu diagnostizieren, ist die Entnahme von Gelenkflüssigkeit im Rahmen einer Gelenkpunktion. Befinden sich in der Gelenkflüssigkeit Harnsäurekristalle, ist die Diagnose Gicht zu 100 Prozent sicher. Der Arzt wird diese aufwendige und mit einem Infektionsrisiko verbundene Diagnostik nur dann durchführen, wenn der Verdacht auf Gicht besteht, weitere Symptome jedoch fehlen.

Deutlich unkomplizierter verläuft die Diagnose mit dem sogenannten Colchicintest. Dafür erhalten Sie an einem Tag über einen Zeitraum von sechs bis acht Stunden Colchicin (siehe auch Seite 25). Werden die Schmerzen rasch erträglich und verschwinden innerhalb von zwölf Stunden, haben Sie mit sehr großer Wahrscheinlichkeit tatsächlich Gicht. Bleibt die Wirkung aus, haben Sie keine Gicht.

Die Behandlung durch Ihren Arzt

So schmerzhaft Gicht auch ist, sie lässt sich in der Regel gut behandeln. Bei einem akuten Gichtanfall müssen Sie zuerst die Entzündungen beseitigen und die Schmerzen lindern, dafür wird Ihr Arzt Ihnen in der Regel Medikamente verordnen. Danach geht es daran, die Harnsäurewerte zu senken und nachhaltig zu regulieren, was meist durch eine Umstellung der Ernährungsgewohnheiten möglich ist.

Bemerken Sie frühzeitig, dass Sie Gicht oder die Veranlagung dazu haben, und ergreifen Sie rechtzeitig die entsprechenden Maßnahmen, können Sie die Symptome auch ohne die Gabe von Medikamenten unter Kontrolle halten. Dabei heißt „rechtzeitig" bereits nach dem ersten akuten Anfall oder sogar früher.

!

Fast immer ist es vermeidbar, dass Gicht chronisch wird und zu Komplikationen führt.

Entzündung beseitigen und Harnsäurespiegel regulieren

Wenn Sie einen akuten Gichtanfall haben, möchten Sie sicher als erstes die Schmerzen loswerden. Dafür sollte innerhalb von zwölf bis 24 Stunden nach Beginn des akuten Gichtanfalls eine antientzündliche Therapie eingeleitet werden, die die Entzündung hemmt und die Schmerzen lindert. Ihr Arzt wird Ihnen dafür Medikamente verschreiben, aber auch ein paar Tipps zur Ernährung geben.

Das zweite wichtige Ziel der Therapie besteht darin, den Harnsäurespiegel auf einen Wert unter 6 mg/dl zu senken, in schweren Fällen auf unter 5 mg/dl. Das gelingt in der Regel, indem Sie Ihre Ernährung umstellen und vor allem in der ersten Zeit eine entsprechende Diät halten. Liegen die Harnsäurewerte über 8,5 mg/dl oder bestehen Komplikationen, ist es sinnvoll, auch hier Medikamente einzusetzen. Diese hemmen entweder die Harnsäurebildung oder senken den Harnsäurespiegel im Blut, indem sie die Ausscheidung der Harnsäure anregen (siehe Seite 27).

Wenn keine Komplikationen bestehen und Sie die Ernährungsempfehlungen einhalten, haben Sie gute Chancen, auf Medikamente verzichten zu können.

Als erfolgreich gilt eine Behandlung, wenn alle Ablagerungen aufgelöst sind und Sie langfristig beschwerdefrei sind. Dafür ist es notwendig, die neue Ernährungsweise beizubehalten.

Gesunde Harnsäurewerte
Verschiedene Studien haben gezeigt, dass durch die Senkung der Harnsäure auf unter 6 mg/dl die Gefahr für weitere Gichtanfälle deutlich sinkt. Darüber hinaus werden eventuell vorhandene Gichtknoten kleiner. Hatte der Patient bereits mehrere Gichtanfälle und sind viele Tophi nachgewiesen, ist ein Harnsäurewert von unter 5 mg/dl anzustreben.

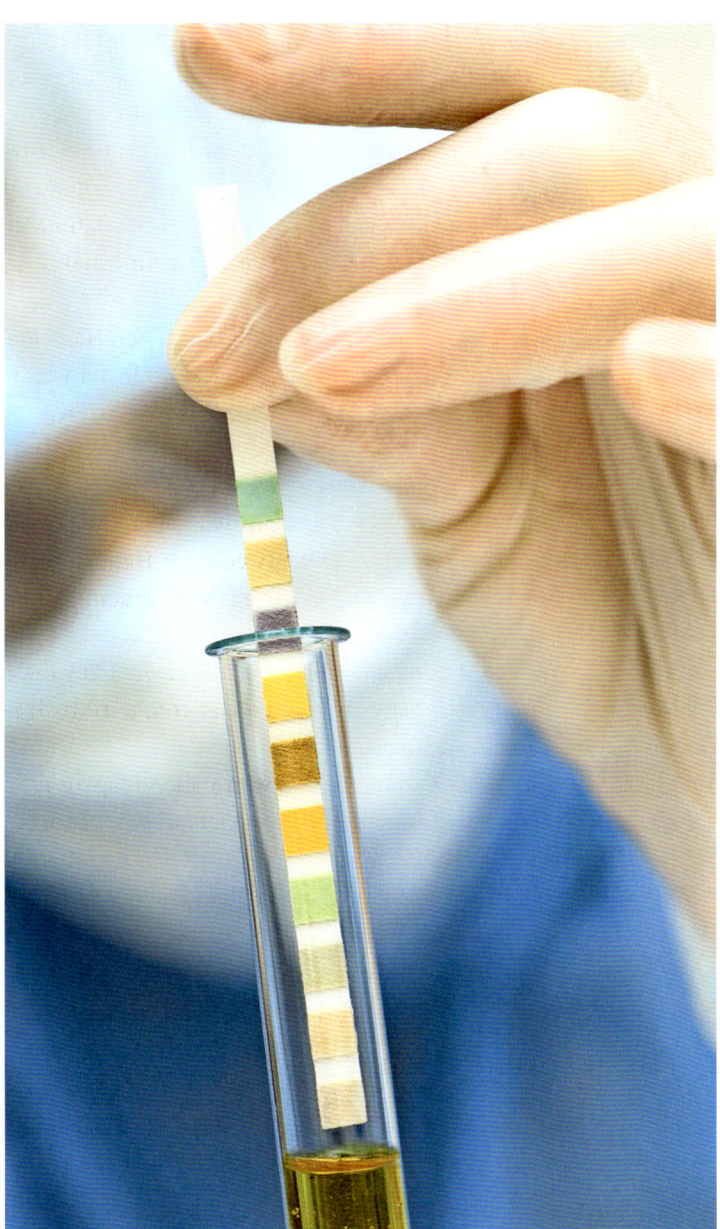

Die Senkung des Harnsäurespiegels ist ein wichtiges Therapieziel.

Medikamente bei Gicht

Die Schmerzen bei einem akuten Gichtanfall behandeln

Um die starken Schmerzen bei einem akuten Gichtanfall schnell zu lindern, gibt es verschiedene Medikamente:

- Nicht-steroidale Antirheumatika (NSAR)
- Kortison
- Colchicin
- Antiphlogistika
- Schmerzsalben

!

Acetylsalicylsäure behindert die Ausscheidung der Harnsäure und sollte deshalb bei Gicht nicht genommen werden.

Nicht-steroidale Antirheumatika Nicht-steriodale Antirheumatika (NSAR) werden bei einem akuten Anfall von Gicht eingesetzt, da sie die Schmerzen effektiv lindern und die Entzündung im betroffenen Gelenk hemmen. Die Bezeichnung „nicht-steroidal" bedeutet, dass es sich nicht um Kortison oder ähnliche Mittel handelt. Wirkstoffe sind zum Beispiel Ibuprofen, Diclofenac oder Indometacin. Letzteres ist das Mittel der Wahl bei einem akuten Gichtanfall, es wirkt relativ zuverlässig gegen die Schmerzen und die Entzündung.

Kortisonpräparate Kortisonpräparate, wie zum Beispiel Prednisolon, werden auch als Glukokortikoide oder steriodale Antirheumatika bezeichnet. Sie wirken genau wie die nicht-steriodalen Antirheumatika bei einem akuten Gichtanfall, indem sie einerseits die Schmerzen lindern und andererseits die Entzündung hemmen. Diese Mittel können entweder oral als Tabletten eingenommen werden oder sie werden als Spritze direkt in das Gelenk injiziert, um die Wirkung zu beschleunigen. Kortison sollte nur zeitlich begrenzt verwendet werden. Als Dauertherapie ist es aufgrund von erheblichen Nebenwirkungen, wie zum Beispiel Muskelschwund und Osteoporose, nicht zu empfehlen.

Medikamente nicht voreilig einsetzen

Der Rheumatologe Professor Frank Moosig vom Rheumazentrum Schleswig-Holstein Mitte ist der Ansicht, es sei der häufigste Fehler, dass Patienten mit harnsäuresenkenden Medikamenten behandelt werden, selbst wenn sie nur einen zu hohen Harnsäurespiegel, aber noch gar keine nachgewiesene Gicht haben. Es ist also viel sinnvoller, erst einmal zu versuchen, die Harnsäurewerte durch entsprechende Ernährung abzusenken. Gelingt dies nicht, kann es angezeigt sein, zusätzlich Medikamente einnehmen. Ohne Gichtanfall ist das dann aber oft nicht nötig.

Colchicin Das am längsten bekannte Medikament zur Linderung und auch zur Vorbeugung eines akuten Gichtanfalls ist Colchicin. Es wird aus der Heilpflanze Herbstzeitlose (siehe Seite 94) gewonnen, ist aber kein sanftes Pflanzenheilmittel, sondern muss sorgsam dosiert werden.

Colchicin überzeugt durch seine hohe Wirksamkeit in Bezug auf die Schmerzlinderung in den Gelenken, aufgrund seiner zahlreichen Nebenwirkungen wird es von Ärzten jedoch nur eingesetzt, wenn die anderen Medikamente nicht indiziert sind. Nach neuen Studien wird das Präparat inzwischen niedriger dosiert, dies reicht in der Regel, um einen akuten Gichtanfall erfolgreich zu behandeln. Bei diesen geringen Mengen treten Nebenwirkungen viel seltener und weniger intensiv auf.

Antiphlogistika Ergänzend zu den nicht-steroidalen Antirheumatika und Colchicin können Antiphlogistika eingesetzt werden, die gegen Entzündungen wirken. Sie lindern die Entzündungsprozesse im entzündeten Gelenk und reduzieren dadurch die Schmerzen, reichen jedoch als einziges Medikament bei einem akuten Gichtanfall meistens nicht aus. Wenn die Nebenwirkungen der anderen Mittel zu heftig sind, können diese dank der Antiphlogistika jedoch oft schwächer dosiert werden, was die Nebenwirkungen verringert.

Schmerzsalben Bei einem akuten Gichtanfall können Schmerzsalben eine gewisse Linderung verschaffen. Sie werden vorsichtig auf die entzündeten Gelenke aufgetragen. Am Anfang eines akuten Gichtanfalls oder wenn er allmählich nachlässt, können diese Salben sogar als einzige Behandlung ausreichen.

Ergänzende Maßnahmen bei einem akuten Gichtanfall

Bei einem akuten Gichtanfall wird Ihr Arzt Ihnen vermutlich Medikamente verschreiben, um die Schmerzen und die Entzündungen schnell zu lindern. Darüber hinaus sollten Sie einige allgemeine Maßnahmen ergreifen.

- Stellen Sie das betroffene Gelenk ruhig und lagern Sie es hoch, damit weniger Körpergewicht darauf wirkt. In einer Studie konnte gezeigt werden, dass die korrekte Lagerung des Gelenks einen positiven Beitrag zur Therapie des akuten Gichtanfalls leisten kann.
- Halten Sie gegebenenfalls Bettruhe. Dabei die Bettdecke vom empfindlichen Gelenk fernhalten.
- Legen Sie mehrmals täglich kalte Umschläge auf, zum Beispiel Quarkwickel (siehe Seite 109) oder einen Eisbeutel. Haben Sie keine Attacke, werden dagegen meist warme Anwendungen als angenehm empfunden.
- Eine leichte, purinarme Ernährung wird empfohlen. Am besten ist eine fettarme, basenreiche, vegetarische Kost (siehe Seite 31).
- Trinken Sie mindestens 2 Liter Flüssigkeit am Tag – sofern aus medizinischer Sicht nichts dagegen spricht.
- Vermeiden Sie sehr üppige Mahlzeiten und trinken Sie keinen Alkohol.
- Wenn die Schmerzen weg sind, hilft Ihnen körperliche Aktivität, den Harnsäurespiegel zu senken. Extreme körperliche Anstrengung und Unterkühlung sollten Sie dabei vermeiden, da es dann erneut zu Anfällen kommen kann.

Medikamente für die Langzeittherapie zur Verhinderung neuer Gichtanfälle

Wenn die Schmerzen und die Entzündungen, die mit dem akuten Gichtanfall einhergehen, erfolgreich behandelt wurden, können Sie erst einmal aufatmen und sich über die Schmerzfreiheit freuen. Sie dürfen jedoch keinesfalls wieder in alte Gewohnheiten verfallen. Es ist nun unbedingt notwendig, den Harnsäurespiegel zu normalisieren und stabil zu halten. Damit können Sie in der Regel weitere Gichtanfälle und ein Fortschreiten der Krankheit verhindern.

Sie haben vermutlich schon damit angefangen, Ihre Ernährung umzustellen, vielleicht sind die Harnsäurewerte auch schon ein wenig niedriger geworden. Wenn sie jedoch immer noch zu hoch sind, stehen zwei Arten von Medikamenten zur Verfügung: Medikamente, die die Ausscheidung von Harnsäure fördern, sowie Medikamente, die die Bildung von Harnsäure blockieren.

Urikosurika – Die „Harnsäure-Ausscheider" Diese Medikamente fördern die Harnsäureausscheidung. Die wichtigsten Wirkstoffe sind Probenecid und Benzbromaron. Beide hemmen den Abbau von Harnsäure im Körper und vermindern so deren Konzentration im Blut. Es wird verhindert, dass sich neue Gichtknoten bilden, vorhandene können sogar teilweise abgebaut werden.

Leider belasten Urikosurika die Nieren. Daher dürfen sie bei einem Nierenschaden nicht genommen werden.

Urikostatika – Die „Harnsäure-Blocker" Hierbei handelt es sich um Medikamente, welche die Harnsäuresynthese hemmen, das heißt, sie verhindern, dass die mit der Nahrung aufgenommen Purine zu Harnsäure abgebaut werden.

Am häufigsten wird der Wirkstoff Allopurinol verordnet. Diese Medikamente sind zwar meistens gut verträglich, bei Daueranwendung können jedoch verschiedene Nebenwirkungen eintreten. Daher wird der Wirkstoff meistens nicht bei einer leichten Hyperurikämie eingesetzt, sondern erst, wenn der Harnsäurewert

8,5 mg/dl Blutflüssigkeit überschreitet. Für den akuten Gichtanfall ist Allopurinol nicht geeignet, denn das würde den Anfall verstärken. Zudem kann zu Beginn der Behandlung ein akuter Gichtanfall ausgelöst werden.

Ein neu entwickelter Wirkstoff dieser Kategorie ist Febuxostat. Mit seiner Hilfe erreichen prozentual mehr Patienten den Harnsäurezielwert von 6 mg/dl als unter Allopurinol.

Kombinationspräparate Für die Behandlung von Patienten, bei denen eine purinarme Ernährung nicht erfolgreich war, stehen auch Kombinationspräparate mit Benzbromaron und Allopurinol zur Verfügung. Dies betrifft erhöhte Harnsäurespiegel bei Gicht als Folge von Erkrankungen wie Nierenschäden, Blutarmut oder der Einnahme von Medikamenten wie Entwässerungsmitteln.

Sie haben aber den Nachteil, dass Benzbromaron die Ausscheidung von Allopurinol (bzw. Oxipurinol) beschleunigt, was die Wirksamkeit von Allopurinol beeinträchtigt.

Selbsthilfe bei Gicht

Haben Sie dieses Buch gekauft, weil Sie an Gicht leiden? Oder vielleicht weil Sie die begründete Sorge haben, die Veranlagung für Gicht geerbt zu haben? Was auch immer der Grund war, Sie werden viele Informationen und Ratschläge bekommen, wie Sie die Krankheit in den Griff bekommen und negative Auswirkungen verhindern.

Ob Sie nun eindeutige Symptome oder eine Veranlagung für Gicht haben: Das Ziel aller Maßnahmen ist, den Harnsäurespiegel in einem gesunden Bereich zu halten, um akute Gichtanfälle und ein Fortschreiten der Krankheit zu verhindern. Dies gelingt mit einer Ernährungsumstellung.

Sie haben einen Gichtanfall und entsprechende Schmerzen? Dann ist ein sofortiger Arztbesuch unvermeidbar, um die Schmerzen und Entzündungen zu behandeln. Wahrscheinlich wird sich

!

Wenn Sie Ihre Ernährung umgestellt haben, sollten Sie nach etwa vier Wochen beim Hausarzt testen lassen, ob die Maßnahme gewirkt hat.

die Einnahme von Medikamenten kaum umgehen lassen. Umschläge etc. können die Behandlung unterstützen (siehe Seite 106). Sobald die akuten Schmerzen gelindert und die Entzündungen reduziert sind, fangen Sie damit an, den Harnsäurespiegel ins Lot zu bringen.

In Ihrer Verwandtschaft kommt Gicht vor und Sie wollen wissen, ob Sie selbst betroffen sind? Auch dann besteht der erste Schritt zur Selbsthilfe darin, einen Arzt aufzusuchen. Er wird die Harnsäurewerte in Ihrem Blut und Ihre Urinwerte kontrollieren. Bei einer Ultraschalluntersuchung Ihrer Nieren kann er mögliche Nierensteine oder sonstige Veränderungen erkennen. Deuten die Ergebnisse auf eine erbliche Veranlagung für Gicht hin, sollten Sie Maßnahmen treffen, damit sie nicht ausbricht – also den Harnsäurespiegel regulieren.

Ein ausgeglichener Harnsäurespiegel ist das A und O bei der Behandlung von Gicht. Wie Sie Ihren Harnsäurespiegel mit der richtigen Ernährung positiv beeinflussen können, lesen Sie ab Seite 31. Besonders wichtig ist der Verzicht auf purinreiche Lebensmittel und die Vermeidung von Fruchtzucker.

Falls Sie Übergewicht haben, ist es nun an der Zeit, dieses zu reduzieren. Ab Seite 68 bekommen Sie viele Tipps dafür, wie Ihnen das gelingt.

Schließlich erfahren Sie ab Seite 81, wie Bewegung Sie beim Umstellen Ihrer Ernährung und beim Abnehmen unterstützen kann.

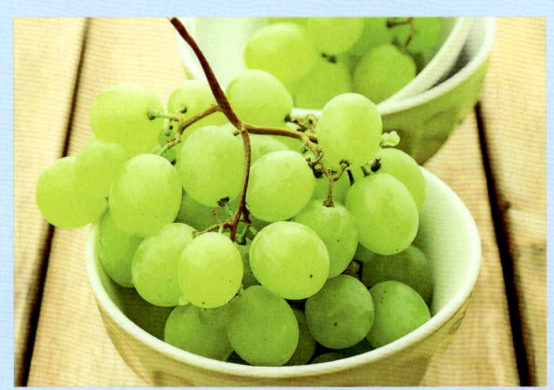

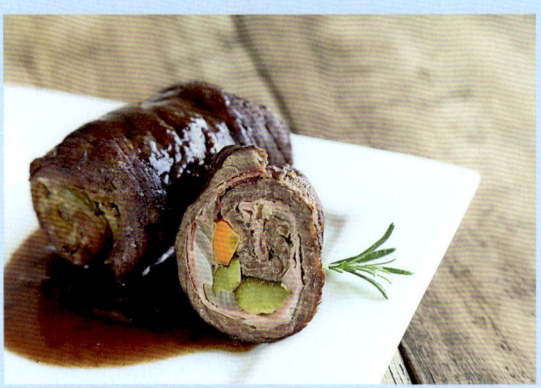

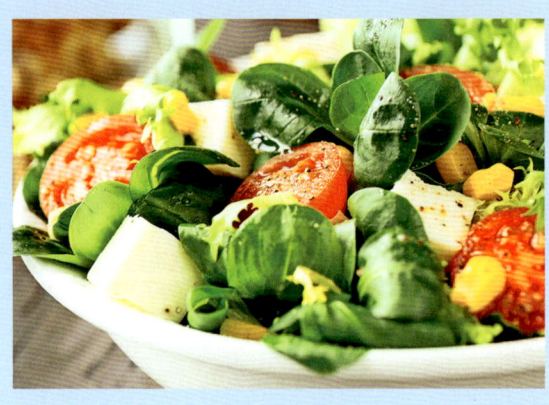

RICHTIG ESSEN HÄLT DIE GICHT IN SCHACH

Mit einer ausgewogenen, purinarmen Ernährung stehen Ihre Chancen sehr gut, dass Sie die Gicht in den Griff bekommen und einen erneuten Gichtanfall verhindern. Ein weiterer wichtiger Bestandteil der Therapie ist, Übergewicht abzubauen. Wie Ihnen das gelingt, erfahren Sie in diesem Kapitel.

Grundlagen einer gesunden Ernährung bei Gicht

Krank zu sein ist natürlich nicht schön. Aber Sie haben zumindest eine Krankheit, die Sie mit Hilfe der Ernährung mit hoher Wahrscheinlichkeit gut in den Griff bekommen können. Dafür brauchen Sie keine extremen Diäten einzuhalten oder zum Vegetarier zu werden. Ihre Aufgabe als Gichtpatient ist es, auf eine ausgewogene Aufnahme der Nährstoffe zu achten – und den Puringehalt von Lebensmitteln zu kennen. So können Sie die Lebensmittel auswählen, die für Sie passen. Außerdem ist es wichtig, dass Sie Ihre Ernährung dauerhaft umstellen, in Zukunft Ernährungsfehler vermeiden und Ihr persönliches Idealgewicht erreichen und halten.

Die purinarme Ernährung

Gicht wird, das wissen Sie inzwischen, in den meisten Fällen durch eine falsche Ernährung ausgelöst. Stellen Sie Ihre Ernährung um, ist dies der wirksamste und ungefährlichste Weg, um sowohl akute Gichtanfälle als auch eine chronische Gicht zu vermeiden, aber auch mit chronischer Gicht deutlich besser zu leben. Das Ziel einer gesunden Ernährung ist, dass Sie Ihre Harnsäurewerte unter 6 mg/dl halten, damit die Harnsäure im Blut löslich bleibt. Das gelingt, wenn Sie pro Tag mit der Nahrung nicht mehr als 170 mg Purine aufnehmen. Daraus stellt der Körper etwa 400 mg Harnsäure her.

> **!**
>
> 170 mg Purine am Tag – dies sollte Ihr Zielwert sein.

Purinreich sind vor allem Innereien wie Bries, Nieren und Leber sowie Muskelfleisch und Wurst. Relativ viele Purine finden sich in der Haut von Geflügel und Fisch sowie in der Schwarte vom Schwein. Hering, Sprotten, Sardellen oder Lachs und Meerestiere wie Hummer und Miesmuscheln enthalten ebenfalls viele Purine. Um einen erhöhten Harnsäurespiegel zu senken, sollten Sie diese Lebensmittel konsequent meiden. Wenn Sie ganz allgemein auf Ihre Harnsäurewerte achten müssen, sind seltene Ausnahmen erlaubt. Auch einige pflanzliche Lebensmittel sind reich an Purinen, zum Beispiel Hülsenfrüchte wie Bohnen, Sojabohnen und Erbsen. Diese Lebensmittel und daraus hergestellte Produkte sollten Sie nicht zu häufig essen.

Schließlich sollten Sie große Mengen an Haushalts- und Fruchtzucker (siehe Seite 42) vermeiden. Auch Alkoholexzesse sollten der Vergangenheit angehören, denn diese begünstigen Gichtanfälle oder Nierensteinkoliken.

Dagegen enthalten beispielsweise Stärke, Milch, Milchprodukte, Fette und Öle, Kürbis sowie einige Obstsorten keine Purine. Purinarm sind verschiedene Gemüsearten, Kartoffeln, Brot, Teigwaren und Speisefette. Zu empfehlen sind außerdem Mandeln, Walnüsse und Haselnüsse.

Die purinarme Diät

Wie oben bereits geschrieben, gilt die Faustregel: Um Gichtanfälle und ein Fortschreiten der Gicht zu verhindern, müssen Sie die Menge der mit der Nahrung aufgenommenen Purine auf etwa 170 mg begrenzen, sodass pro Tag nicht mehr als rund 400 mg Harnsäure produziert werden.

> **!**
>
> Aus 1 mg Purine entstehen 2,4 mg Harnsäure.

In einigen Fällen müssen Sie am Anfang jedoch etwas strenger sein. Je nachdem, wie hoch Ihre Harnsäurewerte sind, und ob Sie die Therapie mit Medikamenten unterstützen, wird Ihnen Ihr Arzt eine purinarme oder eine streng purinarme Kost empfehlen.

Bei der purinarmen Kost dürfen Sie einmal am Tag maximal 100 Gramm Fleisch, Wurst oder Fisch essen und täglich nicht mehr als ein Glas Wein oder Bier trinken. Innereien, purinreiche Fischsorten, Krustentiere, Hülsenfrüchte und größere Mengen Alkohol sind nicht erlaubt. Diese Kost reicht in der Regel aus, um einem Gichtanfall vorzubeugen.

Eine streng purinarme Diät ist nur in besonderen Fällen nötig, zum Beispiel wenn Sie keine harnsäuresenkenden Medikamente einnehmen können. Bei der strengen Variante nehmen Sie täglich nicht mehr als 125 mg Purine zu sich, daraus entsteht rund 300 mg Harnsäure. Sie dürfen ein- bis zweimal pro Woche 100 Gramm Fleisch, Wurst und Fisch essen. Tabu sind auch bei dieser Diät Innereien, bestimmte Fischsorten, Krustentiere und Hülsenfrüchte. Im Unterschied zur purinarmen Ernährung sollten Sie Alkohol ganz meiden.

Um Ihren Zielwert einzuhalten, ist es sinnvoll, mithilfe einer Küchenwaage und einer Lebensmitteltabelle die Tagespurinmengen im Blick zu behalten. Es gibt auch verschiedene Apps, die Sie dabei unterstützen, zum Beispiel von der Deutschen Gicht-Liga e.V. (www.gichtliga.de/purinrechner).

!

Eine ausführliche Purintabelle finden Sie im Anhang dieses Buches auf Seite 117.

Lebensmittel mit hohem Puringehalt

Die folgenden Lebensmittel enthalten viele Purine und sollten deswegen nur in Maßen verzehrt werden:

- Fleisch, Geflügel, Wild, Innereien, Wurst, Fisch, Kruste von Fleisch, Haut von Fisch und Geflügel
- Sojaprodukte, Hülsenfrüchte
- Geräucherte Fisch- und Fleischwaren, Schalen- und Krustentiere
- Kohl, Kohlsprossen, Spinat, Spargel

!

Alkohol enthält zwar wenige oder keine Purine, wirkt sich aber negativ auf den Harnsäurespiegel aus. Daher sollten Sie ihn meiden.

Lebensmittel mit geringem Puringehalt

- Alle anderen Gemüsesorten
- Eier
- Milch und Milchprodukte
- Getreide und Getreideprodukte

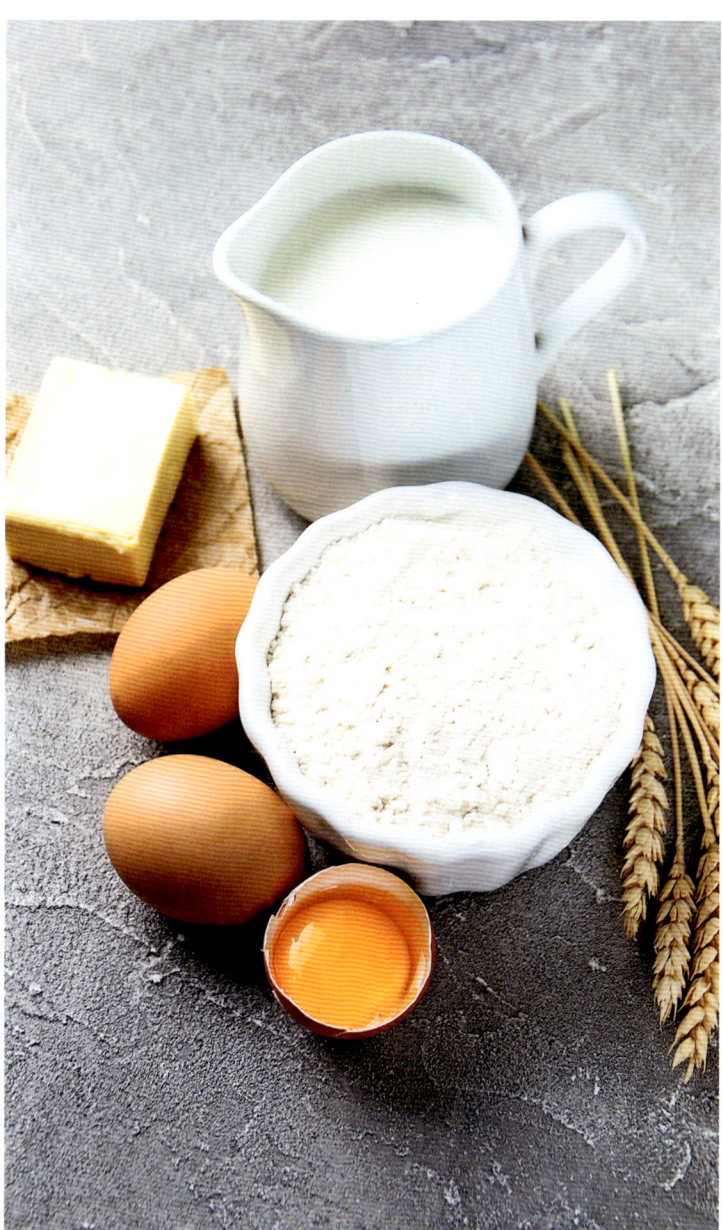

Milch und Milch-
produkte sowie
Getreide sind
purinarm.

Purinarme Ernährung in der Praxis

Eine purinarme Ernährung im Alltag umzusetzen, ist nicht schwer. Am Anfang müssen Sie sich mit ein paar Regeln vertraut machen und Ihre bisherigen Ernährungsgewohnheiten auf den Prüfstand stellen. Sobald Sie wissen, wo Sie ansetzen müssen, fangen Sie einfach an. Dann gilt es vor allem, konsequent zu sein.

Gemüse, Salat, Hülsenfrüchte und Kräuter

Die Deutsche Gesellschaft für Ernährung hat zehn Regeln für eine gesunde Ernährung aufgestellt. Für Sie als Gichtpatient sind die Regeln Nummer eins und zwei besonders interessant. Sie werden durch die sogenannte Ampel-Regel anschaulich ergänzt.

- Lebensmittelvielfalt genießen: Nutzen Sie die Lebensmittelvielfalt und essen Sie abwechslungsreich. Wählen Sie überwiegend pflanzliche Lebensmittel.
- Gemüse und Obst – nimm „5 am Tag": Genießen Sie mindestens drei Portionen Gemüse und zwei Portionen Obst am Tag. Zur bunten Auswahl gehören auch Hülsenfrüchte wie Linsen, Kichererbsen und Bohnen sowie (ungesalzene) Nüsse.
- „Ampel-Regel": Täglich rot, gelb und grün essen! Tomaten, Paprika, Möhren, Erdbeeren, Aprikosen, Pfirsich, Orangen, Kirschen, Brokkoli, Blattsalate und natürlich Pilze sowie frische Kräuter und Hülsenfrüchte.

Die vegetarische Ernährungsweise hat sich bei vielen ernährungsbedingten Krankheiten bewährt, so auch bei Gicht. Denn bis auf wenige Ausnahmen enthalten Pflanzen deutlich weniger Purine als Fleisch oder Fisch. Wenn Sie die genannten Regeln beherzigen, sind Sie auf dem besten Weg zu einer gesunden Ernährung, die auch Ihre Gicht positiv beeinflusst:

- Sie essen automatisch kalorienbewusster (insgesamt weniger Fett, weniger Süßigkeiten).

!

Im Mittelpunkt einer gesunden Ernährung stehen Obst, Gemüse und andere pflanzliche Lebensmittel.

- Sie essen weniger Fleisch.
- Sie nehmen mehr Vitamine, sekundäre Pflanzenstoffe, Mineral- und Ballaststoffe zu sich.
- Sie nehmen weniger Cholesterin zu sich.
- Sie essen abwechslungsreich und ausgewogen.

Nudeln und Getreide

Zu den pflanzlichen Lebensmitteln gehören auch Getreideprodukte, also Weizen, Roggen, Dinkel etc. und alles, was daraus entsteht: Haferflocken, Nudeln, Grieß, Mehl und natürlich die große Palette der Brot- und Backwaren.

Wenn die Produkte aus dem vollen Korn hergestellt sind, enthalten sie mehr Mineralstoffe und Ballaststoffe als raffinierte Produkte. Dies ist für Gichtkranke, die oft Übergewicht und Herz-Kreislauf-Erkrankungen mitbringen, sehr wichtig, denn Ballaststoffe binden Gallensäuren, die im Körper aus Cholesterin gebildet werden. Sind viele Ballaststoffe vorhanden, braucht der Körper mehr Cholesterin, um daraus Gallensäuren zu „basteln". Dadurch sinkt der Blutcholesterinspiegel, was für Sie als Gichtpatient nur von Vorteil ist! Die Mineralstoffe halten das Säure-Basen-Gleichgewicht aufrecht und unterstützen die Immunabwehr.

Milch und Milchprodukte

Milch aller Fettstufen ist purinfrei, gesäuerte Milchprodukte und Käse enthalten zwar Purine, aber nur in sehr kleinen Mengen! Milch und Milchprodukte belasten den Harnsäurespiegel also nicht. Sie sind perfekte Eiweißlieferanten, weil Sie ja bei Fleisch kürzer treten müssen, und gehören täglich auf den Speiseplan.

Wenn Sie Übergewicht haben und abnehmen müssen, greifen Sie besser zu fettarmen Milch- und Sauermilchprodukten und essen Käse mit maximal 45 % Fett in der Trockenmasse (F. i. Tr.). Beim Speisequark gönnen Sie sich den mit 20 %, weil er einfach besser schmeckt als Magerquark, der oftmals mit Sahne oder Sauerrahm angereichert werden muss. Auch Magermilchjoghurt schmeckt pur nicht besonders gut, mit Kräutern verfeinert wird daraus aber ein leckeres Dressing. Verwenden Sie prinzipiell nur Naturjoghurt und geben Sie nach Belieben frische Früchte, Nüsse und Honig dazu oder mischen Sie ihn unter das Müsli.

Fette, Öle und Eier

Fette und Öle sind purinfrei, beim Ei befinden sich Purine nur im Eidotter, nicht im Eiweiß, wenn auch nicht viele. Ein Ei bzw. ein Eigelb enthält 3 mg Purin, deshalb müssen Sie nicht darauf verzichten. Allerdings sollten Sie auch den Kalorien- und Cholesteringehalt von Fett und Eiern im Blick behalten.

Wenn Sie neben Gicht auch Übergewicht und erhöhte Blutfettwerte haben, vielleicht auch Bluthochdruck und Diabetes im Spiel sind, ist beim Verzehr von Eiern und auch bei der Verwendung von Fett Vorsicht geboten. Zwei bis drei Eier pro Woche und pro Person sind dann erlaubt, als Rührei, Spiegelei und als gekochtes Ei zum Frühstück oder im Salat. Bedenken Sie, dass Eier auch in vielen Fertigprodukten und in Nudeln enthalten sind. Bei erhöhtem Cholesterinspiegel sollten Sie eifreie Nudeln bevorzugen, das ist in der Regel die italienische Pasta. Verzichten Sie auf Butter und verwenden Sie stattdessen eine gute Pflanzenmargarine oder Öl zum Braten. Als Streichfett ist Halbfettmargarine eine Alternative. Sie eignet sich auch zum Verfeinern vieler Gerichte, beispielsweise für Gemüse, Kartoffelpüree, Nudeln und Reis.

Öle gibt es in einer unglaublichen Vielfalt. Sie sollten mehrere in Ihrem Vorrat haben, sowohl kaltgepresste für kalte Gerichte wie auch Öle, die hoch erhitzbar sind und sich zum Braten und Frittieren eignen. Zu den kaltgepressten Ölen gehört das native Olivenöl, das Sie nicht erhitzen sollten, damit die wertvollen essentiellen Fettsäuren in ihrer Struktur erhalten bleiben. Auch Walnusskernöl ist zum Erhitzen nicht geeignet. Hitzebeständig sind Sojaöl, Rapsöl, Sonnenblumenöl und Maiskeimöl.

!

Fette und Öle enthalten zwar keine Purine, sollten Sie bei Übergewicht aber nur in Maßen verzehren.

Fisch und Meeresfrüchte

Fische sind für Sie als Gichtpatient nicht prinzipiell tabu. Kalt-
wasserfische liefern Omega-3-Fettsäuren, die zu einer ausgewogenen Ernährung einfach dazugehören. Achten Sie aber bitte auf
den Fettgehalt und essen Sie die Haut nicht mit, denn die ist purinreich. Wie immer kommt es auf die Menge an. Muscheln sollten Sie ganz meiden, bei Scampi, Garnelen und Co. halten Sie
sich besser zurück.

!

Grillen ist übrigens
die gesündeste
Methode, Fleisch
zuzubereiten.

Fleisch, Schinken und Wurst

Der Verzehr von Fleisch und Wurstwaren muss bei Gicht ganz
klar eingeschränkt werden, weil diese viele Purine enthalten
und daher den Harnsäurespiegel im Blut ansteigen lassen. Sie
sind aber nicht völlig verboten – auch hier kommt es darauf
an, wie oft diese Lebensmittel auf Ihrem Speisezettel stehen und
wie viel davon Sie essen. Tabu sind Innereien, aber sie spielen in
unserer normalen Ernährung ohnehin eine untergeordnete
Rolle.

Achten Sie auf eine gute Qualität und auf den Fettgehalt von
Fleisch und Wurst. Bei Fleisch und Schinken ist der Fettrand auf
den ersten Blick zu sehen, Sie können ihn leicht abschneiden. Bei
Mettwurst, Fleischwurst, Salami etc. ist das nicht der Fall. Diese
Wurstsorten mit ihrem hohen Fettgehalt streichen Sie besser nur
dünn aufs Brot beziehungsweise achten darauf, dass die Scheiben
nicht zu dick geschnitten sind.

Desserts und Kuchen

Die gute Nachricht für Sie als Gichtpatient ist: Desserts und Kuchen sind relativ purinarm. Wenn Sie jedoch abnehmen möchten, müssen Sie auch hier auf den Kaloriengehalt achten. Die ge-
sündesten Desserts werden aus Milchprodukten und Früchten
gezaubert. Verwenden Sie Sahne nur sparsam, sie enthält zwar
keine Purine, aber viel Fett und Kalorien. Früchte sollten am bes-

ten frisch zum Einsatz kommen. Süßen Sie ganz nach Gusto mit Stevia oder Erythrit.

Ob selbstgebacken oder gekauft: Meiden Sie Kuchen und Gebäck mit Hefe, bevorzugen Sie Produkte mit Backpulver.

Alkoholfreie Getränke

Bei Gicht müssen Sie reichlich trinken, um die Nieren zu aktivieren und die Harnsäure auszuscheiden: Pro Tag sollten es 1,5 bis 3 Liter kalorienarme Flüssigkeit sein. Ideal ist Mineralwasser, Fruchtschorle und Tee. Reine Säfte enthalten zu viel Zucker, verdünnt sind sie aber gute Durstlöscher.

Insbesondere bei Übergewicht beachten Sie bitte den Zuckergehalt der Getränke. Hier ist weniger mehr! Auch Kaffee und Tee sollten Sie bei Übergewicht möglichst ohne Zucker trinken oder mit etwas Stevia oder Erythrit süßen.

> **!**
>
> Reduzieren Sie nach und nach den Zucker in Desserts und Getränken. Sie werden sich schnell daran gewöhnen.

Alkohol

Wein und Schnaps enthält zwar keine Purine, aber der Alkohol behindert das Ausscheiden von Harnsäure durch die Nieren und regt die Harnsäureproduktion an. Außerdem führt Alkohol dazu, dass Harnsäure in der Blutflüssigkeit schlechter löslich ist. So treiben Sie damit die Harnsäurewerte nach oben. Wenn es Ihnen zu schwer fällt, ganz zu verzichten, dann reduzieren Sie Ihren Konsum und trinken zum Beispiel nur am Wochenende Alkohol.

Aber auch wenn Sie wenig Alkohol trinken: Insbesondere von Bier ist abzuraten. Es enthält Hefe und daher auch Purine und obwohl deren Konzentration nicht allzu hoch ist, erhöht bereits ein Glas Bier pro Tag das Anfallsrisiko für Gichtpatienten um 30 Prozent. Trinkt man noch mehr, steigt die Anfallsrate noch drastischer an.

Ein regelmäßiger Weinkonsum, das heißt pro Tag maximal ein Glas möglichst trockener Wein für Männer, die Hälfte davon für Frauen, scheint hingegen das Risiko für Gicht nicht oder nur minimal zu erhöhen. Auch zum Kochen ist ein Schuss Wein durchaus akzeptabel, zumal der Alkohol beim Kochen verschwindet.

Schnaps ist aufgrund seines hohen Alkoholgehalts nicht zu empfehlen.

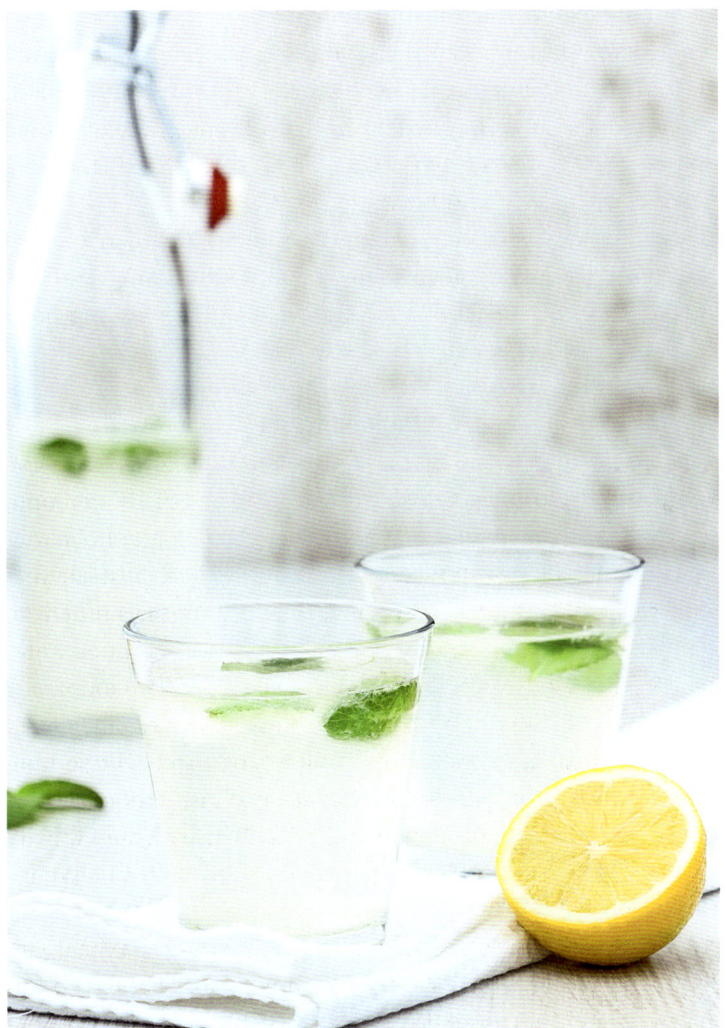

Trinken Sie viel, um Ihre Nieren zu aktivieren und die Harnsäure auszuscheiden.

Fruchtzucker fördert Gicht

Neben Fleisch und Alkohol ist auch Fruktose – Fruchtzucker – maßgeblich an der Entstehung von Gicht beteiligt. Fruchtzucker ist das einzige Kohlenhydrat mit einem direkten Einfluss auf die Harnsäure: Bereits wenige Minuten nach der Aufnahme zum Beispiel fruktosehaltiger Getränke steigt die Harnsäurekonzentration in Blut und Urin an. Denn bei der Verstoffwechselung von Fruktose werden vermehrt körpereigene Purine hergestellt, die der Körper wiederum zu Harnsäure umbaut, wie Sie bereits wissen.

Ähnlich wie Alkohol hemmt Fruchtzucker außerdem die Harnsäureausscheidung über die Niere. 2008 konnte in einer großen Beobachtungsstudie an über 46.000 Männern bewiesen werden, dass die negative Wirkung von Fruchtzucker auf den Harnsäuregehalt im Blut mindestens so stark ist wie der längst bekannte Effekt von Alkohol.

Wir konsumieren zu viel Zucker

Jeder von uns konsumiert im Durchschnitt 35 Kilogramm Zucker im Jahr. Das sind rein rechnerisch 24 Teelöffel Zucker am Tag, die wir direkt oder indirekt zu uns nehmen. Zum Vergleich: Die Weltgesundheitsorganisation WHO empfiehlt maximal sechs Teelöffel täglich. Dieser hohe Zuckerkonsum kommt nicht nur durch den offensichtlichen Zucker in Süßigkeiten, Eiscreme oder Limonaden zustande, sondern vor allem durch industriell hergestellte Lebensmittel, die fast alle Zucker enthalten – von Fleischsalat und Fertigpizza bis zu Joghurt und Leberwurst.

Fruchtzucker ist ein Kohlenhydrat und gehört wie Traubenzucker (Glukose) zu den Einfachzuckern. Unser herkömmlicher Haushaltszucker (Saccharose) ist ein Zweifachzucker, ein sogenanntes Disaccharid aus Traubenzucker und Fruktose, das aus Zuckerrüben und Zuckerrohr gewonnen wird.

!

Sowohl Trauben- als auch Fruchtzucker liefert pro Gramm Energie rund vier Kilokalorien.

Fruktose hat dieselbe chemische Formel wie Traubenzucker, unterscheidet sich aber in der Struktur. In der Leber kann sie mit Hilfe eines Enzyms in Traubenzucker umgewandelt werden. Das funktioniert aber nur bis zu einer gewissen Menge. Ist diese erreicht, wird Fruktose in der Leber zu Fettsäuren verstoffwechselt.

Zu viel Fruchtzucker kann nachweislich unserer Gesundheit schaden, zum Beispiel kann er die Darmschleimhaut schädigen, mit der Folge, dass Bakterien vermehrt in den Körper eindringen und Entzündungen auslösen. Viele Studien der letzten Jahre konnten auch den Zusammenhang zwischen einer hohen Fruktosezufuhr und Übergewicht belegen. Grund dafür ist, dass unser Appetitzentrum im Gehirn auf Fruktose nicht reagiert, da es die Hormone, die uns Sättigung signalisieren, nicht aktiviert.

!

Fruktose sättigt nicht!

Warum wurde und ist Fruktose ein Problem?

Das Problem des hohen Zuckerkonsums sind die immer größeren Mengen an Fruchtzucker, die wir als Zusatz zu gesüßten Getränken und industriell hergestellten Lebensmitteln zu uns nehmen. Denn die Industrie verwendet immer häufiger Fruktose, zum Beispiel in Form von Maissirup, um die Produkte zu süßen, da deren Süßkraft höher ist und die Produktionskosten geringer als bei Tafelzucker sind.

Befeuert wird diese Tendenz durch das Ende der Zuckerquote innerhalb der EU, das im Herbst 2017 beschlossen wurde. Als Folge davon müssen die Verbraucher damit rechnen, dass in industriell verarbeiteten Produkten vermehrt Fruktose verwendet wird, getarnt als Isoglukose oder Maissirup.

Isoglukose ist ein Sammelbegriff für Zucker, der aus Mais, Weizen oder Kartoffeln gewonnen wird. Bei Mais als Ausgangsrohstoff wird auch von Maissirup (Corn Sirup) gesprochen oder von „High-Fructose Corn Syrup" (HFCS). Unser Haushaltszucker wird hingegen aus Zuckerrüben oder Zuckerrohr gewonnen. Im Unterschied zum Haushaltszucker ist Isoglukose billiger zu produzieren, leichter zu verarbeiten, besser zu transportieren und süßer.

Bei diesem Zuckergemisch lässt sich das Verhältnis von Fruktose und Glukose produktionstechnisch beliebig variieren, und je mehr Fruktose Isoglukose enthält, desto süßer wird sie. In den USA wird Isoglukose seit Jahrzehnten fast flächendeckend in hoch konzentrierter Form in Softdrinks und Lebensmitteln verwendet. Der Maissirup ist dort zum wichtigsten Produkt der Maisstärkeindustrie aufgestiegen. Seitdem man ihn eingeführt hat, ist sein Anteil auf über 50 Prozent gestiegen – und die Anzahl der stark übergewichtigen Menschen hat dramatisch zugenommen.

> **!**
>
> Fruktose ist doppelt so süß wie reine Glukose, sie wird daher von der Lebensmittelindustrie gerne in Getränken und Fertigprodukten verwendet.

Wie erkennt man Isoglukose und Fruktose?

Den Konsum von Fruktose und Isoglukose sollten Sie – vor allem als Gichtpatient – möglichst niedrig halten, doch wie gelingt das? Die wichtigsten Regeln sind:

- Verzichten Sie auf fertig gesüßte Getränke. Am besten kaufen Sie Ananas, Bananen, Äpfel etc. und verarbeiten die Früchte zu Saft. Da ist der Fruchtzucker in der genau richtigen Menge enthalten.
- Kaufen Sie grundsätzlich möglichst wenig verarbeitete Lebensmittel.
- Studieren Sie die Zutatenlisten auf Lebensmittelverpackungen genau, um dem versteckten Zucker auf die Spur zu kommen.

Fruchtzucker ist derzeit ein großes Thema in den Medien. Daher muss die Industrie befürchten, dass kritische Verbraucher ein Produkt nicht kaufen, wenn Fruktose in der Zutatenliste auftaucht, und lässt sich einiges einfallen, um die Begriffe Fruktose, Fruchtzucker oder Isoglukose durch andere Bezeichnungen zu ersetzen. Schauen Sie sich die Listen mit den Inhaltsstoffen also ganz genau an.

Steht auf der Zutatenliste Fruktose, wissen Sie natürlich sofort, dass reine Fruktose zum Süßen genutzt wurde. Enthalten Lebensmittel einen Anteil von mindestens fünf Prozent Maissirup, ist dieser in Deutschland als Fruktose, Fruktose-Glukose-Sirup oder Glukose-Fruktose-Sirup deklariert. Aber auch hinter Begriffen wie Dextrose, Dicksaft, Gerstenmalz, Inulin, Maltose, Magermilchpulver, Molkenerzeugnis oder Dextrin verbergen sich süßende Zusatzstoffe, die alle ihren Beitrag zum Zuckergehalt des Produkts leisten.

> **!**
>
> Überwiegt bei Maissirup der Fruktoseanteil, muss er als „Fruktose-Glukose-Sirup" bezeichnet werden.

Bei Obst müssen Sie nur aufpassen, wenn Sie unter Fruktoseunverträglichkeit leiden. Ansonsten enthält Obst natürlicherweise Fruktose, Glukose und Saccharose in verträglichen Mengen. Am meisten Fruktose enthalten Apfel und Birne.

Übrigens enthält auch der gegenwärtig so populäre Agavendicksaft hauptsächlich Fruktose. Hingegen ist Reissirup fruktosefrei.

Davon abgesehen gibt es, wie oben angedeutet, zahlreiche Lebensmittel, die die verschiedensten Arten von Zucker enthalten, ohne dass Sie das vermuten würden, zum Beispiel Tomatenketchup, Konservengemüse, Leberwurst, Saucenbinder, Fleischsalat und Fertigpizza.

Vorsicht „zuckerfrei"!

Wird ein Lebensmittel als „ohne Zucker", „zuckerfrei" bzw. „kristallzuckerfrei" deklariert, sollten Sie genau hinschauen. Denn das heißt nur, dass dieses Produkt keinen Haushaltszucker enthält. Über den Fruktosegehalt sagt dies nichts aus.

Vergessen Sie nicht, dass es 60 verschiedene Bezeichnungen für Zucker gibt. Steht „ungesüßt" auf der Verpackung, meinen die meisten Käufer, dass sich in dem Produkt kein Zucker befindet. Leider stimmt das nicht.

Gesunde Zuckeralternativen

Nachdem die schädigende Wirkung von Zucker inzwischen weithin bekannt ist, scheint es sinnvoll, den Zuckerkonsum drastisch zu reduzieren. Sie möchten aber nicht auf Süßes verzichten? Glücklicherweise gibt es verschiedene natürliche Süßstoffe und Zuckeralkohole, die nicht nur süß schmecken, sondern im Unterschied zu Zucker sogar gesundheitsfördernde Wirkung haben. Nutzen Sie diese natürlichen Süßungsmittel, um die Krankheit Gicht in Schach zu halten.

Stevia

Stevia ist ein natürlicher, kalorienfreier Zuckerersatz, der aus der Pflanze Stevia rebaudiana Bertoni hergestellt wird. Das Pflanzenprodukt ist 300-mal süßer als Zucker. In Japan revolutionierte die kalorienlose Süße seit 1971 den Zuckermarkt, seit 2011 ist dieser pflanzliche Süßstoff auch bei uns erlaubt.

Stevia ist kalorienfrei, wasserlöslich, verursacht keine Karies und ist bis zu 120 °C koch- und backfest. Ab etwa 120 °C zerfällt Stevia bis zu 63 Prozent und mehr. Das bedeutet, dass Stevia umso stärker zerfällt, je höher die Temperaturen und umso länger die Hitzeeinwirkung ist.

Vorsichtshalber mischt die Industrie Stevia mit Zucker, damit es den Kunden auch wirklich schmeckt. Deshalb dürfen Sie nicht vergessen, das Kleingedruckte zu lesen. Kaschiert wird der Zuckerzusatz oft, indem er als „Dextrose" aufgeführt wird – ein weniger bekannter Begriff für Glukose oder Traubenzucker.

Glaubt man den Stevia-Anhängern, kann es (fast) alles: Es senkt den Blutdruck, hilft bei Diabetes, wirkt gegen Zahnfleischbluten, unterstützt die Verdauung und Nierenfunktion. Wissenschaftlich eindeutig belegt ist die positive Auswirkung auf den Blutdruck, wenn Stevia langfristig in hohen Dosen eingenommen wird. Und dies ist unabhängig davon, ob die Anwender zu hohen, zu niedrigen oder normalen Blutdruck haben.

!

Stevia und Thaumatin sind gesundheitlich unbedenkliche Alternativen zu Haushaltszucker oder Fruktose.

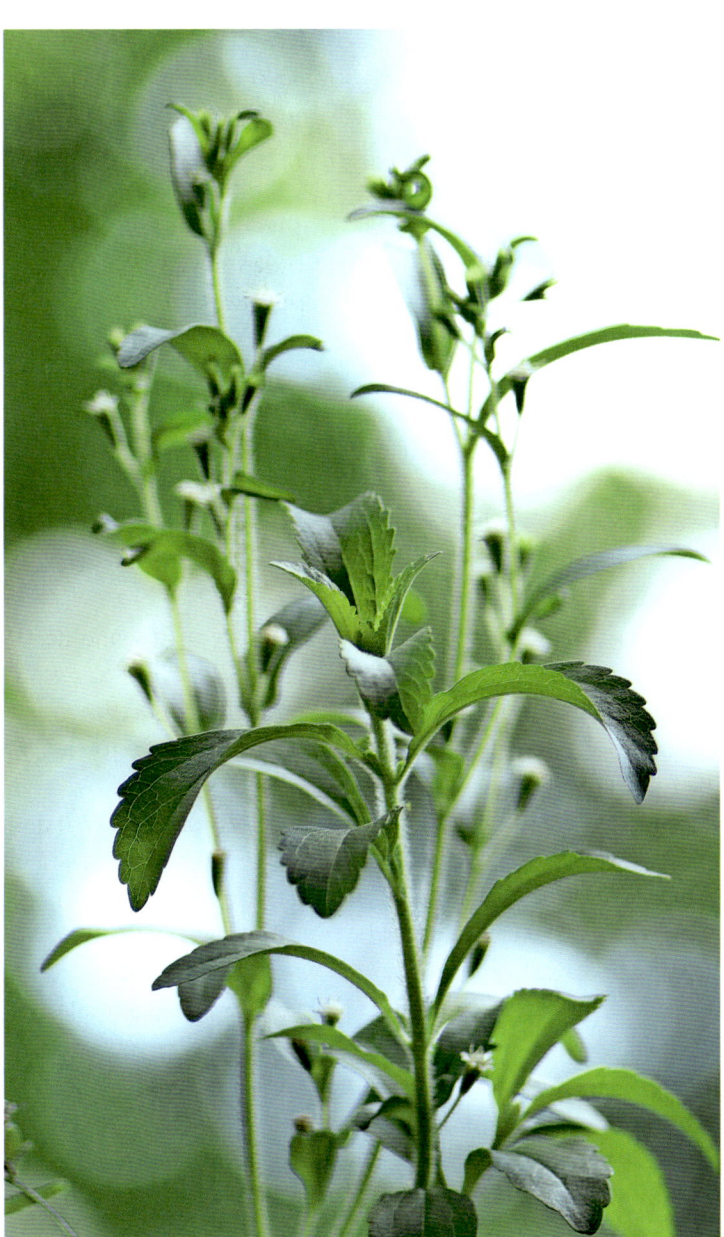

Für alle, die weniger Fruchtzucker konsumieren möchten, ist Stevia eine gute, kalorienfreie Alternative.

Thaumatin

Der Katemfe-Strauch stammt aus dem Regenwald Westafrikas. In seiner Samenkapsel findet man einen natürlichen Süßstoff, der unseren Zucker um ein Vielfaches an Süßkraft übertrifft. Die Einheimischen in Afrika verwenden ihn seit Jahrhunderten zum Süßen von Tee, Brot und Palmwein. Thaumatin wurde bereits 1855 vom Afrikareisenden Danielli entdeckt. Damit ist er der am längsten bekannte Süßstoff. In Japan wurde Thaumatin bereits 1979 als „natürliches Lebensmittel" erlaubt.

Thaumatin hat einen lakritzeartigen Nachgeschmack. Beim Kochen und Backen zerfällt er und verliert seine Süßkraft. Man findet den Süßstoff bislang schon in Süßwaren – oft in solchen auf Kakao- oder Trockenfruchtbasis –, in Diät- und Nahrungsergänzungsmitteln, in Getränken, Vitaminen und Zubereitungen für Diabetiker, in Kaugummi sowie in Tierfutter. Thaumatin gilt gesundheitlich als absolut unbedenklich.

Erythrit – ein wertvoller Zuckeralkohol

Erythrit ist ein kalorienfreier Zucker, der fast wie Haushaltszucker verwendet werden kann. Leider bekommen Sie das wertvolle Produkt nur selten im Supermarkt, sondern vor allem über das Internet, dort auch in reiner Form ohne Zusatzstoffe.

!

Im Gegensatz zu den anderen Zuckeralkoholen hat Erythrit so gut wie keine Kalorien!

Erythrit kommt ganz natürlich in geringen Mengen in einigen Obstsorten (Wassermelone, Birne, Weintrauben), Pilzen, fermentierten Lebensmitteln (Sojasauce, Reiswein, Bier) und Käse vor. Er ist vermutlich der einzige Zuckeralkohol, der zu mehr als 90 Prozent im Dünndarm aufgenommen und innerhalb von 24 Stunden über die Niere unverändert wieder ausgeschieden wird. Sie können davon folglich wesentlich höhere Mengen essen als von den anderen Zuckeralkoholen, ohne Verdauungsbeschwerden zu riskieren.

Erythrit hat das Volumen von Zucker und ist daher gut zum Backen und Kochen geeignet. Er sieht auch aus wie Zucker und hat nicht den künstlichen Beigeschmack anderer Süßungsmittel. Erythrit ist in Wasser nicht so gut löslich wie Zucker, damit ist er für harte, getrocknete Nahrungsmittel wie Bonbons und Schokolade gut geeignet – für Getränke und wasserhaltige Lebensmittel dagegen weniger.

Wirkstoffe in Lebensmitteln

Es gibt viele interessante Studien zu Lebensmitteln, die sich den verschiedensten Zusammenhängen widmen. Einige dieser Studien haben ergeben, dass sich bestimmte Ernährungsbestandteile positiv auf Gicht auswirken. Entweder weil sie für einen niedrigen Harnsäurespiegel sorgen und somit einer Gicht vorbeugen, oder weil sie Schmerzen lindern, die durch Harnsäurekristalle verursacht werden. Es gibt also verschiedene Nährstoffe, von deren gesundheitlicher Wirkung Gichtpatienten profitieren. Die vier interessantesten stelle ich Ihnen hier vor.

Kaffee senkt den Harnsäurespiegel

In Beobachtungsstudien konnte gezeigt werden, dass Kaffeetrinker mit einem hohen Kaffeekonsum niedrige Harnsäurespiegel aufweisen. Zu diesem Ergebnis kam der Epidemiologe Hyon Choi von der Harvard Universität. Tatsächlich zeigte sich, dass Männer, die regelmäßig vier bis fünf Tassen Kaffee pro Tag tranken, ein um 40 Prozent reduziertes Gichtrisiko im Vergleich zu Männern hatten, die keinen Kaffee tranken.

Zuerst dachten die Forscher, dass das Koffein möglicherweise wie das Medikament Allopurinol wirkt und so die physiologische Harnsäureproduktion bremsen kann. Sie stellten jedoch fest, dass das Gichtrisiko auch bei Kaffeetrinkern reduziert ist, die ausschließlich koffeinfreien Kaffee trinken, während Thein im Tee (bei gleicher Koffeinzufuhr) keine Wirkung hatte. Dies deutet da-

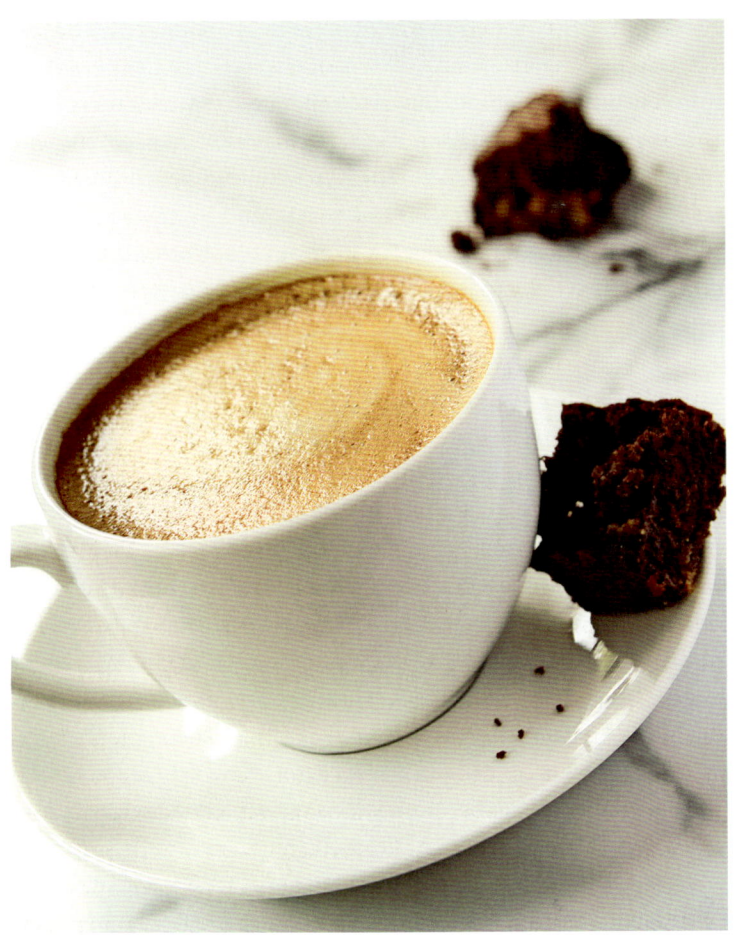

!

Kaffee ist für Gichtpatienten das Getränk der Wahl.

Kaffee hat eine harnsäuresenkende Wirkung.

rauf hin, dass nicht das Koffein, sondern andere Inhaltsstoffe des Kaffees für die harnsäuresenkende Wirkung verantwortlich sind. Inzwischen ist zudem bekannt, dass Kaffee die Ausscheidungstätigkeit der Nieren unterstützt und so hilft, den Harnsäurespiegel zu senken.

Also: Trinken Sie vier bis fünf Tassen Kaffee am Tag, ob mit oder ohne Koffein.

Magere Milchprodukte senken den Harnsäurespiegel

Den günstigen Einfluss von Kuhmilch auf den Harnsäurespiegel wiesen Forscher aus Neuseeland an einer Gruppe von 16 gesunden Männern nach. Den Versuchspersonen wurde unmittelbar vor dem Konsum von drei unterschiedlichen Magermilchsorten bzw. einem Sojaprodukt Blut abgenommen, und in der Folge alle drei Stunden. Während Sojamilch den Harnsäurespiegel um zehn Prozent steigerte, führten alle Magermilchsorten zum Rückgang des Wertes um zehn Prozent. Dies ist bereits ab einer Menge von 250 ml Magermilch pro Tag deutlich spürbar.

Dieser Effekt gilt zum Beispiel auch für fettreduzierte Joghurts. Die harnsäuresenkende Wirkung kommt dabei vermutlich durch die speziellen Eiweiße Casein und Lactalbumin zustande, für die eine Auswirkung auf den Harnsäuregehalt im Blut belegt ist. Dabei müssen Sie jedoch darauf achten, dass es sich um Naturjoghurt handelt, ohne irgendwelche Zusätze oder Fruchtzubereitungen.

Vitamin C senkt das Gichtrisiko

Nach einer Studie aus dem Jahr 2009 sinkt das Risiko für Gicht bei Männern, wenn sie täglich Vitamin C (Ascorbinsäure) einnehmen. Dabei senkt eine tägliche Vitamin-C-Dosis von 500 mg das Risiko um 17 Prozent, wird die Dosis gesteigert, sinkt das Risiko entsprechend stärker. So konnte bei Männern mit einer Vitamin-C-Zufuhr von mindestens 1.500 mg pro Tag eine Reduktion des Gichtrisikos um 45 Prozent beobachtet werden. „Die Studie bietet die ersten klaren Beweise zur umgekehrten Beziehung zwischen der Ergänzung mit Vitamin C und dem Risiko, an Gicht zu erkranken", so Epidemiologe Hyon Choi.

Zum Vergleich: Der Tagesbedarf von Vitamin C liegt für Gesunde bei etwa 100 mg, ab Dosierungen von 500 mg pro Tag fördert das Vitamin die Harnsäureausscheidung über die Niere und senkt somit den Harnsäurespiegel. Das sind allerdings sehr

!

Eine hohe Vitamin-C-Dosis kann das Risiko senken, dass eine Gicht ausbricht. Bei einer bestehenden Gicht hat sie wenig Wirkung.

hohe Mengen, die durch natürliche Produkte kaum mehr aufzunehmen sind, hier sind Nahrungsergänzungsprodukte zu empfehlen.

Trotzdem ist es sinnvoll, Früchte, die besonders reich an Vitamin C sind, in den Speiseplan zu integrieren. Dabei stehen Hagebutten, Sanddorn und Guave ganz oben auf der Liste. Ihr Vitamingehalt wird jedoch weit übertroffen von dem einiger exotischer Früchte, die jedoch kaum bei hiesigen Händlern erhältlich sind, da sie zu schnell verderben. Dazu gehören die Acerolakirsche und die Früchte des im Amazonasgebiet heimischen Camu-Camu-Strauchs. Sie sind hier in getrockneter Form oder als Pulver zu bekommen.

Trauben lindern Schmerzen

!

Wissenschaftlich bewiesen ist es bislang nicht, dass Trauben bei Gicht helfen. Einen Versuch ist es jedoch wert.

Wissenschaftler fanden heraus, dass Trauben den pH-Wert von Blut und Urin heben, also basischer machen können (pH-Wert > 7). In diesem Milieu können saure Stoffwechselprodukte, wie zum Beispiel die für Gichtanfälle verantwortlichen Harnsäurekristalle, aufgelöst und leichter ausgeschieden werden.

Sogar bei akuten Gichtschmerzen soll mit Hilfe von Trauben eine deutliche Linderung der Beschwerden erreicht werden oder zumindest eine Reduktion der Medikamente möglich sein. In einer chinesischen Studie von 2004 sowie in einer indonesischen Untersuchung von 2010 konnte man im Tierexperiment zeigen, dass die sekundären Pflanzenstoffe OPC insbesondere in den Traubenkernen oder in Traubenkernextrakt-Präparaten den Harnsäurespiegel innerhalb von drei Tagen normalisieren konnten.

Wenn Sie frische Trauben kaufen, sollten Sie keine kernlosen Trauben wählen. Kernlose Trauben sind spezielle Zuchtsorten, die besonders viel Zucker enthalten. Dies ist für den Blutzuckerspiegel ungünstig, insbesondere wenn Sie für die erwünschte Wirkung viele Trauben essen möchten. Kaufen Sie kernhaltige Sorten und kauen Sie sowohl die Kerne als auch die Haut der

Trauben ausgiebig. Dann kommen Sie gleichzeitig in den Genuss der sekundären Pflanzenstoffe, die sich besonders in den Kernen und der Haut befinden.

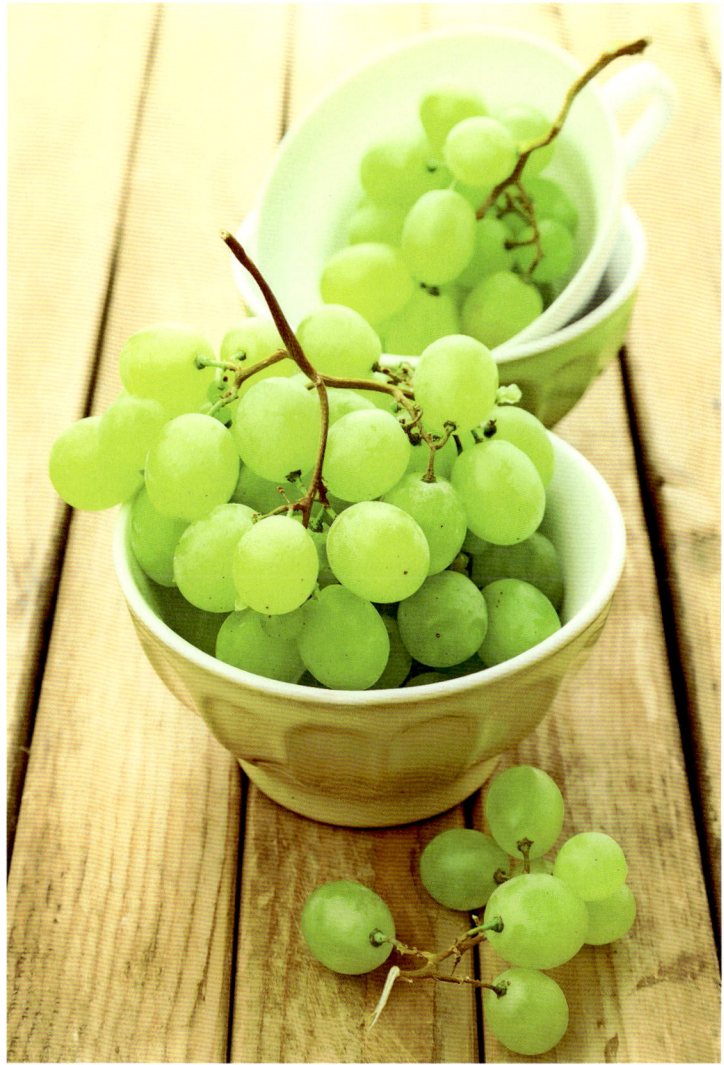

Studien zeigten, dass Trauben den Harnsäurespiegel normalisieren konnten.

Fleisch ohne Reue genießen

Sie sind bereit, Ihre Ernährung umzustellen, aber es fällt Ihnen schwer, ganz auf Fleisch zu verzichten? Kein Problem. Trotzdem gibt es für Sie viele leckere Möglichkeiten, den Puringehalt Ihrer Mahlzeiten zu senken. Ich zeige Ihnen, was Sie bei der Auswahl des Fleisches bzw. der Wurst beachten sollten, und gebe Ihnen Tipps für die Zubereitung.

Die richtige Auswahl treffen

!

Der Puringehalt von Fleisch und Wurst hat nichts mit dem Fett- und Kaloriengehalt zu tun.

Damit Sie auch als Gichtpatient ab und zu Fleisch essen können, ist es wichtig, dass Sie die relativ purinarmen Fleischsorten kennen – ganz purinarm ist Fleisch nie. Weniger Harnsäure enthalten aber Rinderbrust, Hähnchenschlegel (kein Grillhähnchen), Putenschnitzel, Rehrücken, Schweinebraten, Wiener Würstchen und Hase.

Bedenken Sie bitte, dass Sie auch von den relativ purinarmen Fleisch- und Fischsorten nur kleine Mengen essen sollten – und auch nicht täglich. In der Tabelle habe ich den Purin- und den Harnsäuregehalt einiger relativ purinarmer Fleisch- und Wurstsorten aufgeführt. Das bedeutet, 100 g enthalten maximal 80 mg Purine bzw. rund 200 mg Harnsäure. Die Reihenfolge ist aufsteigend – und die Nahrungsmittel am Ende der Tabelle enthalten rund doppelt so viele Purine wie die am Anfang.

Auswahl relativ purinarmer Fleisch- und Wurstsorten

NAHRUNGSMITTEL (JE 100 g)	PURINE IN mg	HARNSÄURE IN mg
Blutwurst	38	90
Wiener Würstchen	46	110
Schweinskotelett	49	118
Kalbskotelett	52	125
Leberpastete	52	125
Bratwurst	54	130
Frankfurter Würstchen	54	130
Mortadella	54	130
Fleischkäse	58	130
Rindfleisch	58	140
Hammelkotelett	61	146
Kalbfleisch	63	150
Schweinefleisch	63	150
Schweinefleisch	63	150
Schweinefleisch	63	150
Rinderzunge	67	160
Leberwurst	73	175
Lammfleisch	76	182

Maximal eine Portion Fleisch am Tag
Haben Sie zum Mittagessen Fleisch gegessen, genießen Sie am Abend ein Käsebrot und lassen die Wurst weg. Wenn Sie abnehmen müssen, wählen Sie Sorten mit einem Fettgehalt von maximal 45 % Fett i.d.Tr.

Haben Sie keine Lust auf Käse, so gibt es zahlreiche weitere purinfreie Alternativen. Bestreichen Sie das Brot mit Butter und bestreuen Sie es mit Kräutern oder belegen Sie das Brot mit Mixed Pickels, Gewürzgurken oder Cornichons. Auch eingelegte Paprikaschoten, Peperoni oder italienische Antipasti sind lecker zum Brot. Nicht zuletzt gibt es hervorragende vegetarische Aufstriche, Kräuter- oder Tomatenmarkfrischkäse, Meerrettichquark etc. als purin- und kalorienarmen Brotbelag.

Tipps für die Fleischzubereitung

Besser ohne Haut Essen Sie Fleisch möglichst ohne Haut, denn diese enthält mehr Purine als das Fleisch selbst. Also entfernen Sie die Haut – wenn das nicht möglich ist, verzichten Sie lieber.

!

Auch bei Fisch befinden sich besonders viele Purine in der Haut. Bevorzugen Sie daher Fischfilet.

Fleisch dünn schneiden Bitten Sie Ihren Metzger, die Wurst und das Fleisch besonders dünn aufzuschneiden. Haben Sie Lust auf Gulasch oder Geschnetzeltes, verwenden Sie sehr fein geschnittenes Fleisch, reduzieren den Fleischanteil und erhöhen den Anteil an Gemüse.

Hackfleisch „strecken" Probieren Sie Hackbraten oder Frikadellen einmal anders. Verwenden Sie statt reichlich Gehacktem mehr fein geraspeltes Gemüse (z. B. Möhren), gegarte Getreidekörner, Reis, Getreideflocken, Kartoffelschnee und Magerquark zum Binden. Pro Portion rechnen Sie 80 bis 100 g Gehacktes und 100 g weitere Zutaten. Für Geschmack sorgen geriebener Parmesan, Meerrettich, Senf, Knoblauch oder Tomatenmark.

Besser kochen als braten Um den Puringehalt zu senken, ist es grundsätzlich gesünder, Lebensmittel zu kochen als sie zu braten. Denn beim Kochen geht ein Teil der Purine ins Kochwasser über, der Puringehalt verringert sich dadurch erwiesenermaßen um etwa zehn bis 20 Prozent. Allerdings dürfen Sie dann das Kochwasser nicht weiterverwenden, zum Beispiel keine Sauce damit zubereiten. Wenn Sie Fertigprodukte verwenden, garen Sie die Lebensmittel nicht in Fleischbrühe, sondern in Gemüsebrühe, die möglichst keine Soja- oder Hefeextrakte enthält.

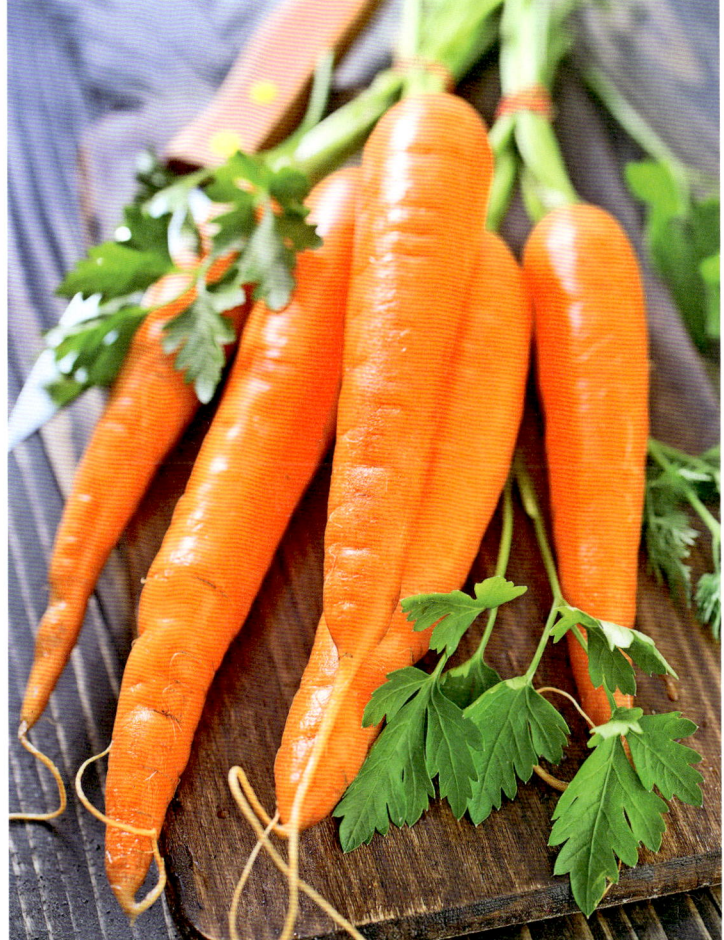

Möhren eignen sich perfekt, um Hackfleisch zu „strecken".

FLEISCHGERICHTE LECKER ENTSCHÄRFT

Zigeunergulasch

Zubereitungszeit: 25 Minuten

Eine Portion enthält:

338 kcal/1413 kJ	29 g Kohlenhydrate
25 g Eiweiß	54 mg Harnsäure
11 g Fett	

Zutaten für 2 Portionen

2 Zwiebeln

1 Knoblauchzehe

je 2 rote und gelbe Paprikaschoten

2 Fleischtomaten

2 kleine eingelegte Peperoni

2 Rinderfilets à 130 g

2 TL Öl

2 EL Tomatenmark

1 Tasse Tomatensaft (125 g)

Salz, Pfeffer

Paprikapulver

Gemüsebrühe nach Belieben

Zubereitung

Zwiebeln und Knoblauch schälen und fein würfeln. Paprikaschoten und Fleischtomaten waschen, putzen und in kleine Stücke schneiden. Peperoni abtropfen lassen und klein schneiden.

Das Fleisch in feine Streifen schneiden. Öl in einer Pfanne erhitzen und die Fleischstreifen darin scharf anbraten.

Zwiebeln, Knoblauchwürfel und Tomatenmark zum Fleisch geben und anbraten. Mit dem Tomatensaft ablöschen und das Gemüse sowie die Peperoni hinzugeben.

Das Gulasch kräftig würzen und abgedeckt auf kleiner Flamme etwa 5 Minuten köcheln lassen. Wenn nötig, noch etwas Gemüsebrühe angießen.

Hackbraten

Zubereitungszeit: 25 Minuten
Garzeit: 45 Minuten

Eine Portion enthält:

467 kcal/1952 kJ	16 g Kohlenhydrate
30 g Eiweiß	77 mg Harnsäure
28 g Fett	

Zutaten für 4 Portionen

2 Zwiebeln

1 Knoblauchzehe

½ Bund Schnittlauch

½ Bund Petersilie

400 g gemischtes Hackfleisch

250 g Speisequark, 20 % Fett

Salz, Pfeffer

Majoran, Liebstöckel

2 Möhren

½ Kohlrabi

4 EL Haferflocken

1 große Stange Lauch

Zubereitung

Zwiebeln und Knoblauch schälen und fein würfeln. Die Kräuter waschen und fein hacken. Das Hackfleisch mit Quark, Zwiebeln, Knoblauch, Gewürzen und Kräutern gut vermischen.

Möhren und Kohlrabi schälen, putzen, waschen und fein hobeln bzw. raspeln. Zusammen mit den Haferflocken zum Hackfleischteig geben. Die Mischung gut durchkneten.

Den Lauch längst aufschneiden, gründlich waschen und putzen. Den Backofen auf 200 °C vorheizen.

Eine Kastenform mit Backpapier auslegen. Die Form mit einer dünnen Lage Hackfleischteig auslegen, die Lauchstange darauflegen und mit der restlichen Hackfleischmischung bedecken.

Den Hackbraten im Backofen 40 bis 45 Minuten backen.

Rinderrouladen

Zubereitungszeit: ca. 1½ Stunden

Eine Portion enthält:

393 kcal/1644 kJ	13 g Kohlenhydrate
27 g Eiweiß	55 mg Harnsäure
29 g Fett	

Zutaten für 4 Portionen

4 Rinderrouladen à ca. 120 g

Pfeffer, Salz

1 große Möhre

2 Gewürzgurken

2 Zwiebeln

1 Knoblauchzehe

4 EL Senf

2 EL Haferflocken

4 dünne Scheiben magerer Bauchspeck

4 EL Öl

250 ml Fleischbrühe

einige Zweige Thymian

2 EL saure Sahne

Zubereitung

Die Rouladen etwas flach klopfen und von beiden Seiten mit Pfeffer und Salz würzen. Die Möhre putzen, schälen und der Länge nach vierteln. Eine Gurke der Länge nach vierteln.

Zwiebeln und Knoblauch abziehen. Die Zwiebeln klein schneiden und in eine Schüssel geben, den Knoblauch durch eine Presse dazudrücken. Die zweite Gewürzgurke in kleine Stücke schneiden, dazugeben und alles mit Senf und Haferflocken vermischen. Die Mischung mit Pfeffer und Salz würzen und auf die Rouladen streichen.

Die Rouladen jeweils mit einer Scheibe Bauchspeck, einem Möhren- und einem Gurkenviertel belegen und aufrollen. Mit Küchengarn fest zubinden. Das Öl in einem Bräter erhitzen und die Rouladen von allen Seiten darin anbraten.

Mit der Brühe ablöschen, die Thymianzweige dazugeben und die Rouladen etwa 50 Minuten zugedeckt schmoren lassen, dabei häufiger wenden. Nach Ende der Garzeit die Thymianzweige herausnehmen und die saure Sahne untermischen.

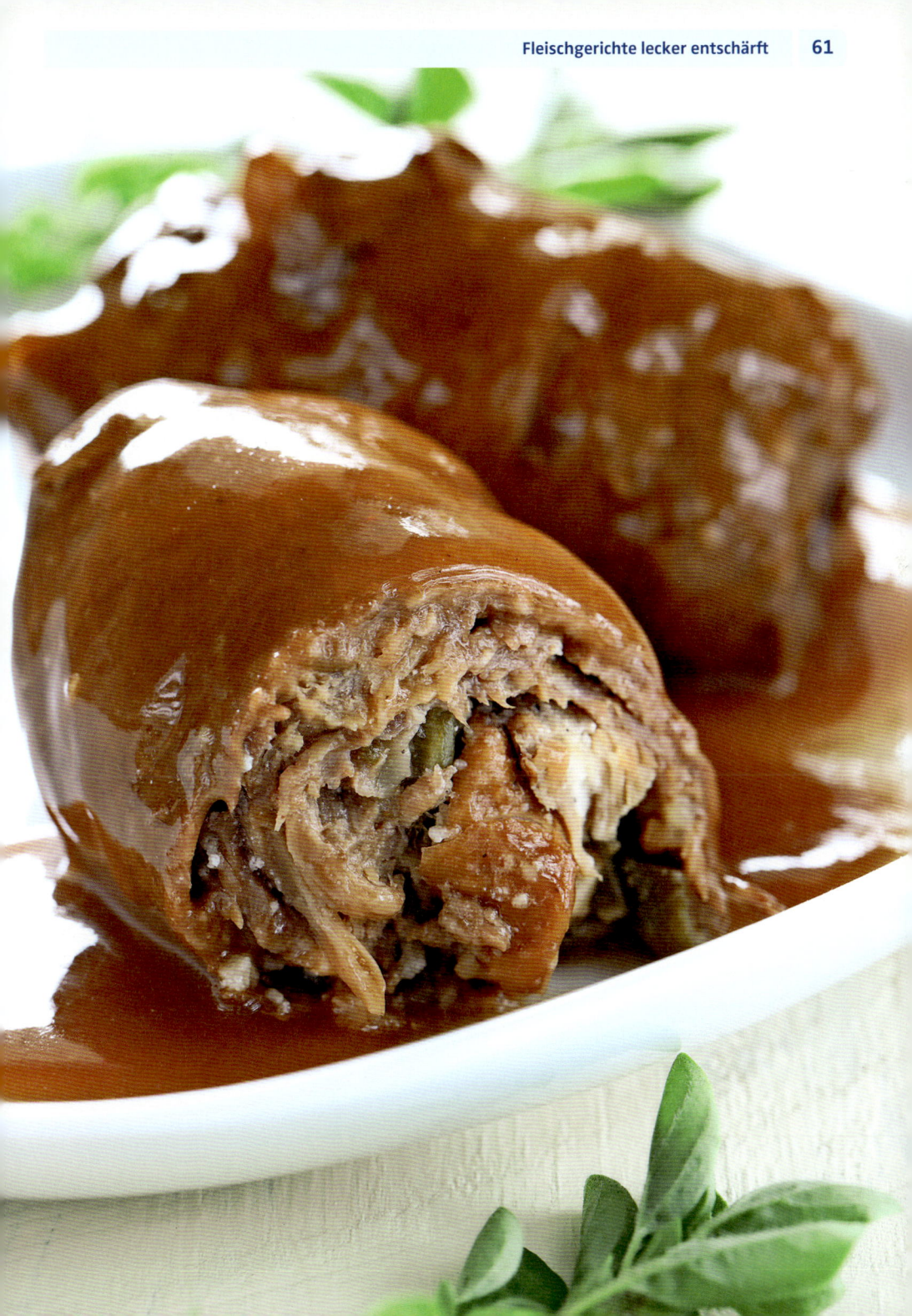

Putengeschnetzeltes mit Champignons

Zubereitungszeit: ca. 30 Minuten	
Eine Portion enthält:	
294 kcal/1230 kJ	8 g Kohlenhydrate
34 g Eiweiß	56 mg Harnsäure
15 g Fett	

Zutaten für 4 Portionen

500 g Putenschnitzel

200 g Zwiebeln

150 g rote Paprikaschote

250 g frische Champignons

4 EL Öl

Salz, Pfeffer

Paprikapulver edelsüß, Curry

½ TL getrockneter Thymian

2 EL gehackte Petersilie

2 EL Sahne

1–2 EL Bratensauce

Zubereitung

Die Putenschnitzel quer zur Faser in sehr feine Streifen schneiden.

Die Zwiebeln abziehen, halbieren und in dünne Scheiben schneiden. Die Paprikaschote waschen, putzen und fein würfeln. Die Champignons mit Küchenpapier abreiben, putzen und in Scheiben schneiden.

Das Öl in einer großen beschichteten Pfanne erhitzen. Zuerst die Zwiebeln darin glasig braten, dann das Fleisch hinzugeben und unter gelegentlichem Wenden anbraten. Mit Salz, Pfeffer, Paprikapulver und Curry würzen, Thymian, Petersilie und Sahne unterrühren.

Für die Sauce 250 Milliliter Wasser angießen und die entsprechende Menge Saucenpulver (siehe Packung) einrühren. Kurz aufkochen lassen, bis die Sauce gebunden ist. Dann nochmals abschmecken.

BURGER UND CO. OHNE FLEISCH

Amaranth-Burger

Zubereitungszeit: ca. 45 Minuten

Eine Portion enthält:

154 kcal/639 kJ	152 g Kohlenhydrate
4 g Eiweiß	50 mg Harnsäure
73 g Fett	

Zutaten für 10 Burger

150 g Amaranth

300 ml Gemüsebrühe

1 Ei

15 g Vollkornsemmel- oder Brotbrösel

15 g geriebener Hartkäse (Bergkäse, Emmentaler, Appenzeller)

20 g gehackte Haselnüsse

50 g Sesamsamen

ca. 50 g Weizenmehl

Salz, Pfeffer

1 EL Öl

Zubereitung

In einem Topf 450 ml Wasser (Wasser und Amaranth im Verhältnis 3 zu 1) zum Kochen bringen. Amaranth in das kochende Wasser geben und zugedeckt ca. 20 Minuten bei geringer Hitze ohne Rühren köcheln lassen. Anschließend die Herdplatte ausschalten.

Restliche Zutaten zugeben und alles miteinander vermischen und ca. 10 Minuten quellen lassen. Mit Weizenmehl die Konsistenz anpassen, damit Sie Bratlinge formen können.

Öl in einer Pfanne erhitzen, mit einem Esslöffel Teig herausnehmen, Bratlinge daraus formen und in die Pfanne geben. So verfahren, bis die Pfanne voller Bratlinge ist und dann die Bratlinge auf beiden Seiten goldgelb braten.

Die Bratlinge können heiß mit Gemüse und Salat gegessen werden, eignen sich aber auch wunderbar als Brötchenbelag für die Brotzeit oder als Patty für einen selbstgemachten Burger.

Quinoa-Burger

Zubereitungszeit: ca. 50 Minuten

Eine Portion enthält:

109 kcal/1087 kJ	100 g Kohlenhydrate
34 g Eiweiß	15 mg Harnsäure
57 g Fett	

Zutaten für 10 Burger

100 g Quinoa

1 Zwiebel

1 Knoblauchzehe

1 mittlere Möhre

75 g Lauch

½ + 2 EL Öl

Asiatische Gewürzmischung

250 ml Gemüsebrühe

1 großes Ei

25 g Sonnenblumenkerne

20 g Haferflocken

Salz, Pfeffer

Zubereitung

Zwiebel und Knoblauch schälen und raspeln, anschließend in einem Topf in ½ EL Öl anbraten. Quinoa dazugeben und ebenfalls kurz anbraten. Mit der Gemüsebrühe ablöschen, umrühren und zugedeckt bei kleiner Hitze etwa 12 Minuten kochen.

Inzwischen Möhre und Lauch waschen, putzen, raspeln bzw. Lauch in möglichst feine Streifen schneiden. Gemüse zum Quinoa geben, Deckel erneut verschließen und dort belassen, bis die restlichen Zutaten fertig vorbereitet sind.

Sonnenblumenkerne mahlen oder sehr fein hacken. Sonnenblumenkerne mit der Quinoa-Gemüsemischung, dem Ei und den Haferflocken vermischen, mit Gewürzen abschmecken.

In einer Bratpfanne das restliche Öl erhitzen, Burger mittels Esslöffel formen, in der Pfanne verteilen und auf beiden Seiten knusprig braun backen.

Schmecken köstlich auf Brötchen oder als Patty für Ihren selbstgemachten Burger.

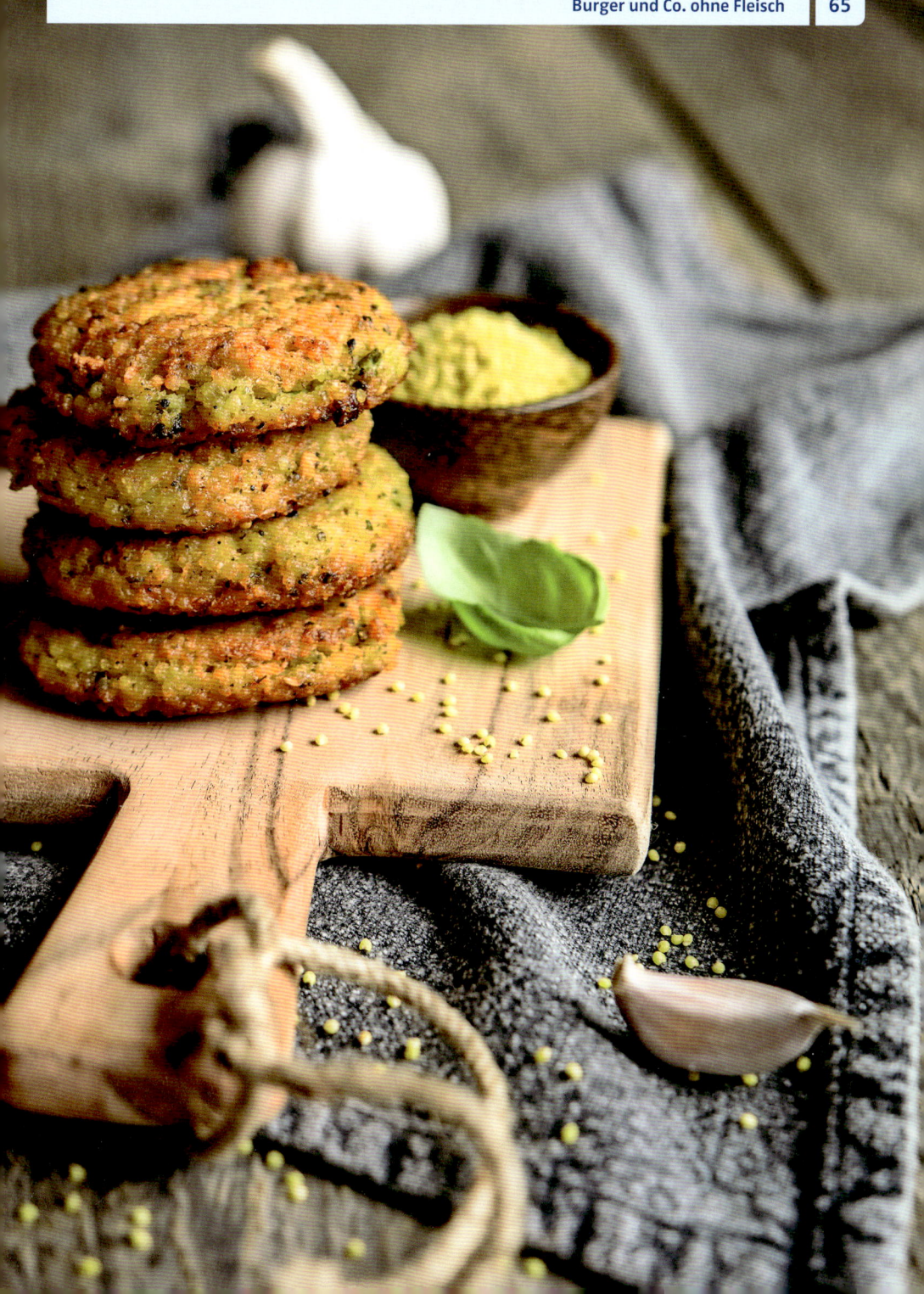

Tomaten-Zucchini-Sauce

Zubereitungszeit: ca. 30 Minuten

Eine Portion enthält:

159 kcal/661 kJ	43 g Kohlenhydrate
29 g Eiweiß	50 mg Harnsäure
37 g Fett	

Zutaten für 4 Portionen

600 g Zucchini

600 g Tomaten

1–2 große Zwiebeln (ca. 200 g)

1 Knoblauchzehe

200 g Champignons

1 EL Olivenöl

3 EL Sahne

2 EL geriebener Gouda oder Emmentaler

Salz, Pfeffer

Zubereitung

Zucchini putzen, waschen und klein schneiden oder raspeln. Tomaten waschen, Stielansatz entfernen, würfeln. Zwiebeln und Knoblauch schälen, klein schneiden oder raspeln. Champignons putzen, waschen und raspeln.

Öl in eine Pfanne geben und Zwiebeln anbraten. Zucchinistücke ebenfalls anbraten und dünsten, bis sie fast weich sind. Tomaten und Champignons untermischen und ebenfalls kurz mitdünsten.

Sahne und Käse untermischen und mit Salz und Pfeffer abschmecken

Die Sauce passt perfekt zu allen Sorten von Pasta.

Pfifferlinge in Sahnesauce

Zubereitungszeit: ca. 45 Minuten

Eine Portion enthält:

273 kcal/1133 kJ   17 g Kohlenhydrate

9 g Eiweiß   50 mg Harnsäure

40 g Fett

Zutaten für 2 Portionen

200 g Pfifferlinge

1 EL Butter

1 kleine Zwiebel

1 Knoblauchzehe

100 ml Weiß- oder Rotwein

100 ml Sahne

1 Bund Schnittlauch

Salz, Pfeffer

Zubereitung

Pfifferlinge säubern und nach Bedarf zerkleinern. Die Pilze in einer heißen Bratpfanne in Butter etwa eine Minute unter Wenden anbraten, Zwiebeln und Knoblauch beigeben und kurz mitdünsten.

Pfifferlinge herausnehmen und den Fond mit Wein und Sahne ablöschen, etwas einkochen. Pilze wieder dazugeben und aufkochen lassen, mit Salz und Pfeffer abschmecken.

Auf einem Teller anrichten und mit dem Schnittlauch verzieren.

Dazu passen am besten Bratkartoffeln.

Ein gesundes Gewicht ohne Gichtanfälle

Auf den vergangenen Seiten haben Sie viel darüber gelesen, was Sie essen dürfen und was Sie vermeiden sollten, um keine Gichtanfälle zu provozieren. Denn zwar ist die Veranlagung für Gicht in den meisten Fällen angeboren, das bedeutet jedoch nicht, dass die Krankheit auch ausbrechen muss. Neben einer purinreichen Ernährung und einem hohen Alkoholkonsum ist Übergewicht eine weitere Ursache für Gicht – oft eine Folge der üppigen Ernährungsweise.

Übergewicht ist nicht nur problematisch bei Gicht, es führt auch zu weiteren Stoffwechselproblemen wie Diabetes und Fettstoffwechselstörungen. Das Risiko, an Bluthochdruck, Herzinfarkt, Schlaganfall, Arterienverkalkung oder Venenleiden zu erkranken, steigt ebenfalls erheblich. Daher ist Normalgewicht wichtig – um die Gicht zu lindern und um andere Krankheiten zu vermeiden. Nehmen Sie ab, steigt mit jedem Kilo, das Sie verlieren, Ihre Lebenserwartung und Lebensqualität!

Wenn Sie an Gicht leiden, müssen Sie beim Abnehmen allerdings einige Regeln beachten, damit Sie keinen Gichtanfall bekommen. Crash-Diäten sind tabu und eiweißreiche Diäten wie die Atkins-Diät sind ebenfalls nicht zu empfehlen. Wie Sie bei Gicht am besten abnehmen, erfahren Sie in diesem Kapitel.

> **!**
>
> Bei Gicht sind Crash-Diäten und eiweißreiche Diäten tabu.

Bin ich überhaupt zu dick?

Ob Sie übergewichtig sind, hat nichts damit zu tun, ob Sie sich persönlich „zu dick" fühlen. Es gibt ein paar einfache Methoden, anhand derer das Körpergewicht aus gesundheitlicher Sicht beurteilt wird.

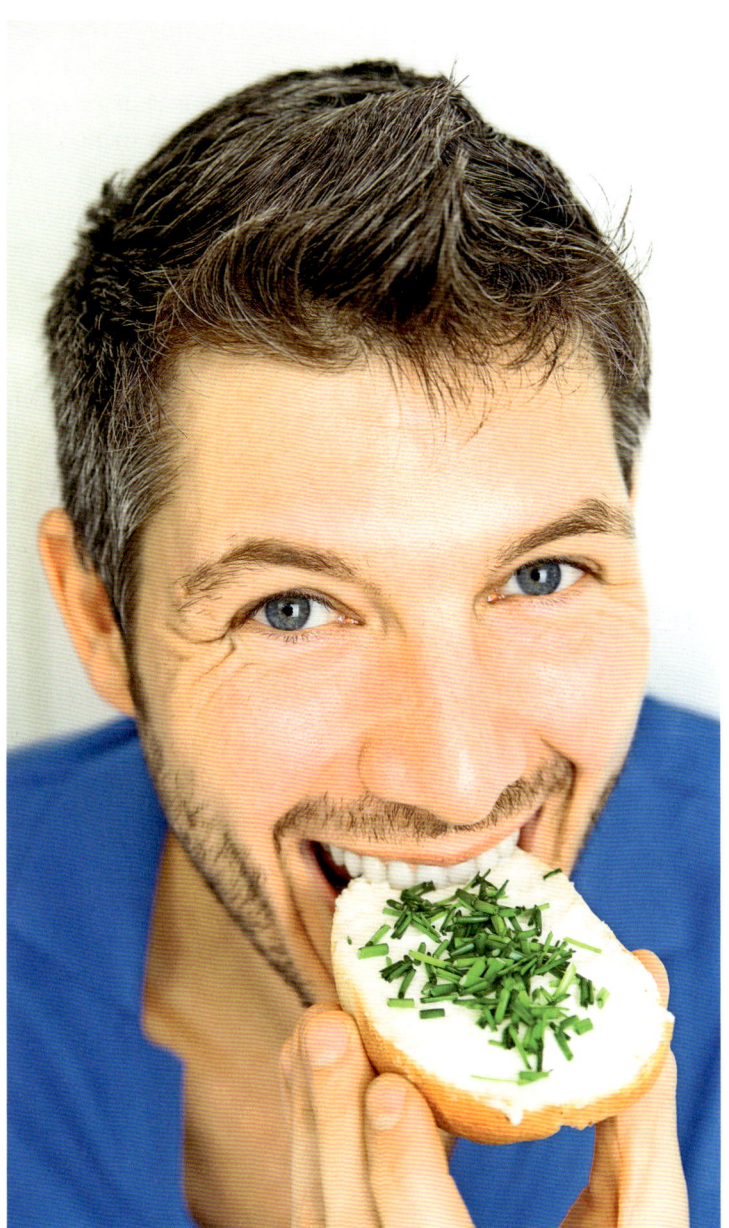

Wer als Gichtpatient gesund isst, wird mit einer steigenden Lebensqualität belohnt!

Body-Mass-Index (BMI) als Orientierung

Der Body-Mass-Index (BMI) gilt weltweit als Orientierung für das Sollgewicht eines Erwachsenen. Er beschreibt das Verhältnis von Körpergewicht und Körpergröße, und da dieser Wert meistens eng mit dem Körperfettgehalt zusammenhängt, ist er gut geeignet, um das Risiko von Übergewicht zu beurteilen. Der BMI hat aber auch seine Schwächen, denn er unterscheidet nicht zwischen Fett- und Muskelmasse. Eine Sportskanone mit vielen Muskeln hat automatisch einen hohen BMI, doch Abnehmen ist in diesem Fall natürlich kein Thema. Zudem muss das Alter der Person berücksichtigt werden, da sich der Stoffwechsel mit zunehmendem Alter verändert. Aber in jedem Fall wird ein BMI über 30 als krankhaftes Übergewicht (Adipositas) eingestuft, und dann ist es dringend notwendig, ein paar Pfunde abzuspecken, um negative gesundheitliche Folgen zu verhindern.

Der Body-Mass-Index (BMI)

Die Formel für den BMI lautet:

Körpergewicht in kg : (Körpergröße in m)^2

Beispiel: 70 kg : (1,70 m x 1,70 m)^2 = 70 : 2,89 = 24,2

Die Kategorien des BMI:

Untergewicht: < 19

Normalgewicht: 19–25

Übergewicht: 25–30

Fettleibigkeit: >30

Der optimale BMI ab 35 Jahre:

35–44 Jahre: 21–26

45–54 Jahre: 22–27

55–64 Jahre: 23–28

älter als 65 Jahre: 24–29

Schädliches Bauchfett

Der BMI kann Ihnen als Orientierung dienen, inzwischen ist jedoch die Verteilung des Fetts am Körper in den Mittelpunkt gerückt. Vor allem das Bauchfett gilt als Risikofaktor. Unter anderem erzeugen die Fettzellen im Bauchraum besonders viele schädliche Hormone, die den gesamten Stoffwechsel beeinflussen und beispielsweise Entzündungen fördern.

Bei Frauen ist das gesundheitliche Risiko bei einem Taillenumfang ab 88 cm deutlich erhöht, bei Männern liegt der Grenzwert bei 102 cm. Für beide Geschlechter gilt dieser Wert unabhängig von der Körpergröße. Und so messen Sie den Umfang Ihrer Taille: Stellen Sie sich aufrecht, mit entspanntem Bauch hin, legen Sie das Maßband einen Fingerbreit über dem Bauchnabel an und führen es um den Bauch herum.

Auch wenn es Ihnen insgesamt schwerfällt, abzunehmen – das Bauchfett werden Sie relativ leicht los. Denn der Körper gewinnt bevorzugt Energie aus dem Bauchfett, und es spricht zudem besonders gut auf sportliche Aktivitäten an. Wenn Sie also Ihre Ernährung umstellen, sich regelmäßig bewegen und ein paar Kilos verlieren, schmelzen als erstes die Ringe an der Taille.

! Wenn Ihr Taillenumfang die kritische Grenze erreicht hat, sollten Sie unbedingt abnehmen.

Gewicht und Gicht

Wenn Sie Übergewicht reduzieren, senken Sie in der Regel auch der Harnsäurespiegel im Blut. Zu viele Kilos führen außerdem dazu, dass Ihre Nieren überlastet werden und deshalb weniger Harnsäure abgeben. Das kann die Krankheit verstärken!

Wie das in der Praxis aussieht, hängt von individuellen Vorlieben und Möglichkeiten ab sowie von der Ausgangssituation, zum Beispiel vom Ausgangsgewicht und von der Mobilität. Für Sie als Gichtpatient gilt darüber hinaus, dass Sie Extreme meiden sollten. Fasten oder längere Hunger- oder Durstphasen sind tabu. Sie sollten auf jeden Fall langsam abnehmen, da zu schnelles Abnehmen einen Gichtanfall auslösen kann.

! Bei Fastenkuren besteht die Gefahr, dass Sie einen akuten Gichtanfall bekommen.

Ein realistisches – und gesundes – Ziel ist es, pro Woche ein halbes Kilo abzunehmen, also etwa zwei Kilo im Monat. Als Gichtpatient sollten Sie Ihre Diätpläne zudem mit Ihrem behandelnden Arzt besprechen.

Abnehmen – so gelingt es

Wahrscheinlich wissen Sie bereits, warum Sie zu viel wiegen. Meistens liegt es nicht daran, dass man zu viel isst, sondern dass man das Falsche isst. Also lautet die Devise nicht, weniger zu essen, sondern gesünder. Was heißt das für Ihren Alltag? Essen Sie viel Obst, Gemüse und Salat sowie Vollkornprodukte und magere Milchprodukte. Essen Sie nur wenig Fisch, Fleisch und Kartoffeln. Salz und Fett verwenden Sie sparsam. Kommt Ihnen das bekannt vor? Ja, es ist die gesunde Ernährung, von der wir bereits sprachen – sie hilft nicht nur gegen Gicht, sondern sorgt ganz nebenbei auch dafür, dass die Pfunde purzeln.

Abnehmen ohne Stress

Doch machen Sie sich bitte keinen Stress. Die überflüssigen Pfunde sind nicht von heute auf morgen auf Ihren Hüften gelandet, sie werden also nicht übermorgen wieder verschwunden sein. Wichtig ist, dass Sie sich Zeit lassen und Geduld haben: Nicht der Crash auf der Waage zählt, sondern die langsame und nachhaltige Gewichtsreduktion.

Setzen Sie sich realistische Zwischenziele. Wenn Sie zum Beispiel insgesamt 10 kg abnehmen möchten, dann teilen Sie den Weg dahin in Etappen auf: Das erste Ziel ist es, in den nächsten vier Wochen 2 bis 3 kg zu verlieren. Das neue Gewicht halten Sie ein paar Tage, dann geht es weiter mit den nächsten vier Wochen, in denen Sie weitere 2 bis 3 kg abnehmen. Die Zwischenziele müssen erreichbar sein, sonst besteht die Gefahr, dass Sie den Mut verlieren und abbrechen. Lassen Sie sich auch von Rückschritten nicht frustrieren. Haken Sie sie ab und machen Sie weiter im Programm.

Gerade in Urlaubszeiten, an Feiertagen oder wenn große Feiern anstehen, dürfen Sie sich keinen Druck machen. In diesen Phasen müssen Sie nicht unbedingt weiter abnehmen – sollten aber möglichst nicht wieder zunehmen. Ihr Ziel ist es, nach und nach Ihr gesundes Gewicht zu erreichen und es langfristig zu halten.

Doch wie kann es Ihnen gelingen, Ihr Übergewicht loszuwerden? Das Angebot an Diäten und Methoden zum Abnehmen ist unendlich groß. Manche funktionieren gut, manche weniger gut, die meisten gar nicht. Manche funktionieren für Ihre Freundin und für Ihren Partner, aber nicht für Sie, bei anderen ist es wiederum umgekehrt. Crashdiäten sind für Sie als Gichtpatient sowieso tabu, sie sind aber auch prinzipiell zum Abnehmen ungeeignet, denn sie ziehen fast immer den Jojo-Effekt nach sich: So schnell die Pfunde verschwunden sind, so schnell sind sie auch wieder da.

Eine Regel gilt für alle, die abnehmen möchten: Sie sollen gesund essen und dürfen nicht hungern. Es gibt eine Methode, die beide Anforderungen erfüllt, und die ich jedem empfehlen kann. Ich stelle sie Ihnen hier vor.

> **!**
>
> Wenn Sie abnehmen möchten, dürfen Sie nicht hungern. Essen Sie sich gesund satt.

Mehr Volumen, weniger Kalorien

Das Volumetrics-Prinzip basiert auf der Annahme, dass die Menge (das Volumen) der Nahrung für die Sättigung entscheidend ist und nicht der Brennwert der Speisen. Denn beim Essen wird ein Dehnungsreiz der Magenwand ausgelöst: Magen-Nerven-Rezeptoren messen die Menge der Nahrung und den Druck auf die Magenwand und senden Signale an Ihr Gehirn. Dort lösen sie ein Völlegefühl aus, wenn eine bestimmte Grenze erreicht ist. Nerven im Zwischenhirn sorgen dann dafür, dass Sie nicht weiter essen. Das Essen wird verdaut, der Magen leert sich und Sie werden wieder hungrig.

> **!**
>
> Eine extrem hohe Energiedichte haben Nussnugatcreme, geröstete Erdnüsse und Kartoffelchips. Diese sollten Sie von Ihrem Speiseplan verbannen.

Die Sättigungssignale entstehen weitgehend unabhängig davon, wie viel Energie die jeweilige Nahrung enthält: 80 Prozent der Sättigung gehen auf das Volumen und nicht die Menge der Kalorien zurück. Die logische Folgerung ist: Je mehr Kalorien ein Lebensmittel enthält, desto mehr Energie nehmen wir auf – bei gleichem Sättigungseffekt. Wenn Sie sich an Schnitzel satt essen, haben Sie 550 kcal zu sich genommen. Essen Sie sich hingegen an Gemüse satt, kommen Sie auf einen Energiegehalt von nur 150 kcal.

Gemüse füllt kalorienarm den Magen, was Sie nicht überraschen dürfte. Brot hingegen ist zu trocken, um ein günstiger Sattmacher zu sein, hier sind Kartoffeln eindeutig besser. Denn beim Volumen spielt Flüssigkeit eine zentrale Rolle. Gemüse und Obst bestehen zu 90 Prozent aus Wasser und sättigen daher besser. Logischerweise füllen größere Mahlzeiten den Magen für einen längeren Zeitraum und sättigen daher besser als kleine Portionen. Es ist also sinnvoller, dreimal am Tag eine größere statt fünfmal eine kleinere Mahlzeit zu essen.

> **!**
>
> Abnehmen ist nicht ganz einfach, doch Sie haben einen guten Grund: Sie möchten gesund werden und Gichtanfälle verhindern.

Abnehmen mit mehr Volumen und weniger Kalorien

- Essen Sie Gemüse, Salat, Obst, gegarte Kartoffeln, Reis, Nudeln, mageres Fleisch und gekochten Schinken sowie fettarme Milchprodukte.
- Wunderbare Magenfüller sind Suppen – aber nur, wenn sie nicht püriert sind!
- Trinken Sie mindestens 2 Liter am Tag – vor allem Wasser, aber auch ungesüßte Tees.
- Essen Sie drei Mahlzeiten am Tag. Snacks und süße Getränke zwischendurch sind tabu.
- Hören Sie auf zu essen, wenn Sie satt sind. Langsam und bewusst zu essen, hilft Ihnen, die Sättigungssignale Ihres Körpers wahrzunehmen.

Wenn das Abnehmen schwer fällt

Es ist schon frustrierend zu beobachten: Manche können essen, was sie wollen, und nehmen kein Gramm zu, andere brauchen ein Stück Kuchen nur anzusehen und schon hängt es an den Hüften. Dies ist natürlich übertrieben, aber Tatsache ist, dass der Grundumsatz – das ist der tägliche Kalorienbedarf ohne Bewegung – von Person zu Person variiert. Deshalb nehmen manche leichter ab und andere tun sich sehr schwer damit. Die beste Methode, dies zu ändern ist, sich zu bewegen. Denn Ihr Grundumsatz steigt, wenn Sie mehr Muskeln haben. Mehr dazu erfahren Sie im folgenden Kapitel.

Erschwerend kommt hinzu, dass der Kalorienbedarf im Laufe des Lebens sinkt: Benötigt ein Baby noch 140 kcal/kg Körpergewicht, so sind es schon beim Siebenjährigen nur noch 70 kcal, beim 14-Jährigen 45 kcal und beim Erwachsenen 40 kcal. Sind Sie älter als 50 Jahre, verbrauchen Sie nur noch rund 30 kcal/kg Körpergewicht!

Wenn Sie der Meinung sind, Sie würden doch gar nicht so viel oder sogar weniger als sonst essen, und Sie nehmen trotzdem nicht ab, ist es Zeit, dass Sie sich Ihr Essverhalten etwas genauer anschauen.

Führen Sie ein Ernährungstagebuch Schreiben Sie eine Woche lang minutiös alles auf, was Sie im Laufe des Tages zu sich nehmen – auch das kleinste Gummibärchen zwischendurch! Am Ende der Woche sehen Sie sich die Liste an, schreiben jeweils die ungefähre Kalorienzahl dazu und zählen die Kalorien zusammen. Sie werden staunen, was da zusammenkommt – und sehen, wo Sie einsparen können.

Beispiel für Ihr Ernährungstagebuch

DATUM/ UHRZEIT	LEBENSMITTEL/ GETRÄNK	MENGE (SCHEIBE BROT, TELLER, TEELÖFFEL, TASSE, GLAS ETC.)	ORT/SITUATION	BEMERKUNG/ BEWEGUNG
1.10./7.30 Uhr	1 Kaffee	1 Tasse	Frühstück	—
1.10./7.30 Uhr	2 Toasts	belegt mit Butter + Marmelade	Frühstück	—

Kleinigkeiten nicht übersehen! Viele merken gar nicht, was sie alles nebenher essen. Mit dem Ernährungstagebuch kommen Sie auch den Kleinigkeiten auf die Spur. Steht eine Schale mit Süßigkeiten griffbereit auf Ihrem Schreibtisch oder auf der Kommode? Liegt eine Tüte mit Bonbons im Handschuhfach Ihres Autos? Verbannen Sie diese Versuchungen aus Ihrem Umfeld.

Schlechte Gründe fürs Essen Was bringt Sie dazu, mehr zu essen, als Sie sollten oder wollen? Vielleicht trösten Sie sich mit Essen, wenn Sie traurig oder frustriert sind? Oder Sie schlemmen, um sich für einen Erfolg zu belohnen? Auch Langeweile oder Gewohnheit sind für viele ein guter Grund, das Sättigungssignal zu ignorieren. Und natürlich wollen Sie das gute Essen nicht wegwerfen – eine ausgezeichnete Ausrede! Suchen Sie sich andere Möglichkeiten, sich zu belohnen oder zu trösten.

Tipps und Tricks zum Abnehmen

- Machen Sie sich eine Liste der Dinge, die Sie sehr gerne tun. Wenn dann der Appetit auf eine kalorienreiche Zwischenmahlzeit kommt, nehmen Sie sich vor, 20 Minuten zu warten – und beschäftigen sich in dieser Zeit mit etwas Schönem. Danach ist der Heißhunger meist verschwunden.

- Geben Sie die Portion, die Sie essen wollen, in der Küche auf den Teller und holen Sie sich keinen Nachschlag. Stehen Töpfe oder Schüsseln mit den Speisen auf dem Tisch, isst man in der Regel mehr.

- Verwenden Sie kleine Teller und kleine Servierlöffel. Sind die Teller auch noch rot gefärbt, isst man automatisch weniger – ein Überbleibsel aus der Steinzeit.

- Bewusstes Essen hilft, weniger zu essen. Das, was Sie essen, sollten Sie wirklich genießen und nicht in sich hineinschlingen. Bewusst essen macht Spaß und fördert das Sättigungsempfinden.

- Bewegen Sie sich! Studien zeigten, dass Personen, die versuchten, mit Diät plus Sport abzunehmen, etwa 20 Prozent mehr an Gewicht verloren und es auch besser halten konnten als Menschen, die nur eine Diät durchführten.

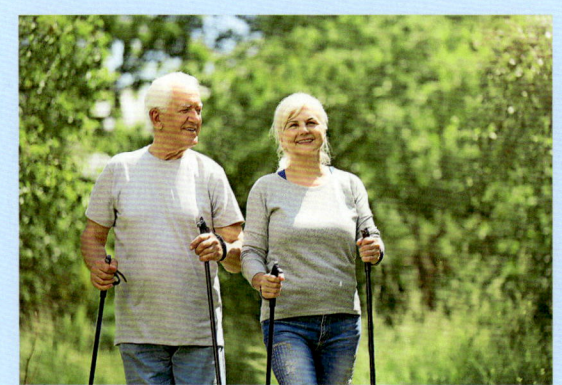

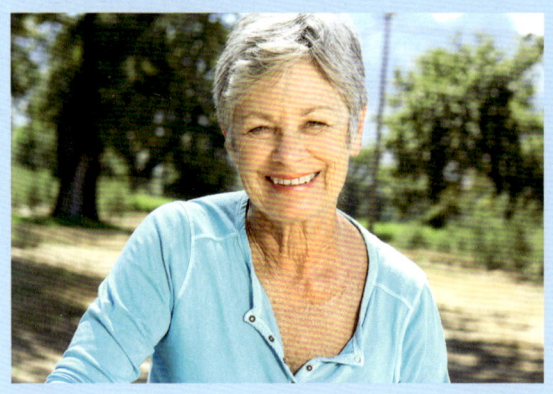

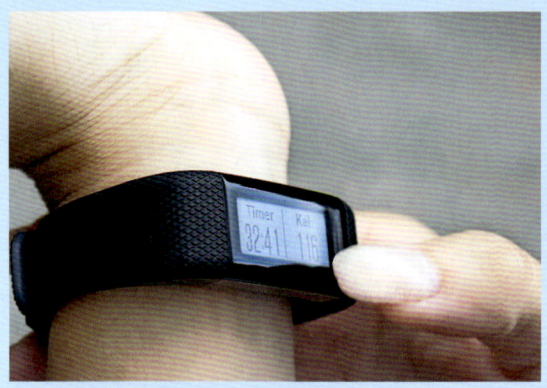

SCHMERZEN UND GEWICHT IM LOT DURCH BEWEGUNG

Sich regelmäßig zu bewegen, hält gesund und ist für Gichtpatienten eine wichtige Grundlage, um ihren Beschwerden entgegenzuwirken. Und natürlich hilft Bewegung beim Abnehmen, wirkt darüber hinaus ausgleichend auf Körper und Seele und sorgt so für innere Harmonie.

So wirkt Bewegung

!

Gut ausgebildete Muskeln helfen auch beim Abnehmen.

Allem voran müssen Sie bei Gicht Ihre Ernährung anpassen, doch um die Krankheit langfristig in den Griff zu bekommen, ist es auch wichtig, dass Sie sich regelmäßig bewegen. Nicht nur, um das Abnehmen zu unterstützen: Regelmäßig betriebener Ausdauersport hilft auch, den Harnsäurespiegel zu senken, und stärkt den Stoffwechsel. Maßvolle Bewegung kann sogar den Zustand der chronisch entzündeten Gichtgelenke bessern, denn durch Bewegung produzieren die Gelenke Gelenkschmiere. Diese verbessert einerseits die Beweglichkeit und hat andererseits eine heilende Wirkung auf Entzündungen. Was bedeutet maßvoll? Sie dürfen und sollen durchaus kräftig schwitzen, sich aber nicht bis an Ihre Grenzen belasten.

Insgesamt hat Bewegung und Sport bei Gicht viele Vorteile:

- Die Entzündungsreaktionen werden reduziert.
- Schmerzen werden gedämpft.
- Sie schützen Ihre Gelenke und die Gelenke, die von Gicht betroffen sind, bleiben beweglich.
- Harnsäure kann sich nicht so gut ablagern und wird über die Nieren verstärkt ausgeschieden.

Außer den positiven Wirkungen auf die Gicht senkt Sport das Risiko für viele Krankheiten wie Bluthochdruck, Arteriosklerose, Herzinfarkt, Schlaganfall, Diabetes, Osteoporose sowie Darm- und Brustkrebs. Und er verlängert das Leben. Wer regelmäßig Sport treibt, lebt mindestens drei bis vier Jahre länger.

Bei einem akuten Gichtanfall benötigt das entzündete Gelenk allerdings Ruhe und Schonung. Wenn Sie kein Fieber haben und sich dazu in der Lage fühlen, können Sie jedoch durchaus zum Beispiel ein leichtes Hanteltraining für die Arme durchführen. Ist der Gichtanfall vorüber, können Sie wieder den ganzen Körper trainieren. Sinnvoll ist zum Beispiel regelmäßiges Krafttraining für den Muskelaufbau. Es bewirkt, dass mehr Muskelfasern wachsen und der Muskelquerschnitt größer wird. Gleichzeitig baut der Körper Fett ab, der Kreislauf wird angeregt und die Knochen werden gekräftigt.

Regelmäßiges körperliches Training wirkt sich auch positiv auf Schlafprobleme aus, da das Schlafzentrum des Gehirns besser Sauerstoff aufnehmen kann. Auch das Immunsystem wird widerstandsfähiger. Bereits dreimal wöchentlich 30 bis 45 Minuten Laufen bessert die Konzentration, Denkleistung und die Fähigkeit, Entscheidungen zu treffen, da das Gehirn besser mit Traubenzucker versorgt wird. Ihr Körper bekommt mehr Sauerstoff und Glückshormone durchfluten Ihren Körper.

Die richtige Sportart finden

Für Gichtpatienten sind Sportarten mit schnellen, ruckartigen Bewegungen tabu. Auch sollte kein hoher Druck auf den Gelenken lasten. Somit sind Fußball, Badminton oder Squash, aber auch Trampolinspringen oder Joggen nicht geeignet.

Ausdauersportarten

Sanfte Bewegungsarten wie Walken, also das entspannte Laufen in der Natur, sind ideal. Sie können Walken auch als sportliche Version des Gehens bezeichnen. Bei keiner anderen Sportart beanspruchen Sie so viele Muskeln wie beim Laufen: Es sind 70 Prozent! Für das Walken benötigen Sie – abgesehen von guten stoßdämpfenden Schuhen – keine teure Sportkleidung. Um Ihren Körper zu fordern, müssen Sie lediglich möglichst zügig gehen.

Schwimmen ist ein ausgezeichneter Ausdauersport. Im Schwimmbad können Sie die Bahnen zählen und versuchen, sich zu steigern und das nächste oder übernächste Mal noch eine Bahn mehr zu schwimmen.

!

Walken ist die ideale Sportart für Gichtpatienten.

Fahrradfahren ist ebenso gut wie Schwimmen, es stärkt den Kreislauf und regt den Stoffwechsel an. Statt mit viel Kraft in die Pedale zu treten, schalten Sie lieber einen Gang runter und radeln mit einer hohen Trittfrequenz, da dies Muskeln, Sehnen und Gelenke weit weniger belastet. Wenn Sie in Gemeinschaft radeln wollen, so bietet der ADFC (www.adfc.de) viele unterschiedliche Möglichkeiten für Einsteiger bis hin zu zahlreichen Touren an. Bei diesem Verein erhalten Sie auch eine Beratung, die Ihnen hilft, das für Sie passende Fahrrad zu wählen und Ihr Rad richtig einzustellen. Gerade wenn Sie lange keinen Sport getrieben haben, sind Elektrofahrräder eine gute Möglichkeit, langsam wieder damit anzufangen. Diese Fahrräder nehmen Ihnen die Bewegung nicht ab, verhindern aber, dass Sie sich überfordern. Sie bewahren Sie davor, sich auf dem Hinweg zu verausgaben und dann nur mit großer Mühe wieder heimzukommen. Ihre Leistung können Sie mit allen Fahrrädern steigern.

Die asiatischen Bewegungsübungen wie Tai-Chi oder Qigong sind ebenfalls zu empfehlen. Sie wirken zusätzlich entspannend und fördern die Konzentration. Gelehrt werden diese Methoden zum Beispiel an Volkshochschulen oder Yogazentren. Möglicherweise übernimmt Ihre Krankenkasse sogar die Kosten für die Kurse, wenn sie von qualifizierten Kursleitern durchgeführt werden – nachfragen lohnt sich.

Sie tanzen gerne? Wunderbar! Damit erweitert sich das Sportangebot für Sie um eine fröhliche Variante. Wer regelmäßig tanzen geht, stärkt seine Ausdauer, Kraft und Beweglichkeit. Vom Foxtrott bis zum Zumba ist für jeden etwas dabei. Viele Sportvereine, Volkshochschulen, Fitnesscenter, Tanzschulen etc. bieten Kurse und Mitmachveranstaltungen an.

Empfehlenswerte Sportarten für Gichtpatienten
- Wandern, Walken, Nordic Walken, Powerwalken
- Radfahren
- Schwimmen
- Tai-Chi, Qigong
- Tanzen
- Intervalltraining

Probieren Sie aus, was Ihnen gefällt. Suchen Sie sich Mitstreiter, mit denen Sie sich zum Sport verabreden, das hilft Ihnen, bei der Stange zu bleiben.

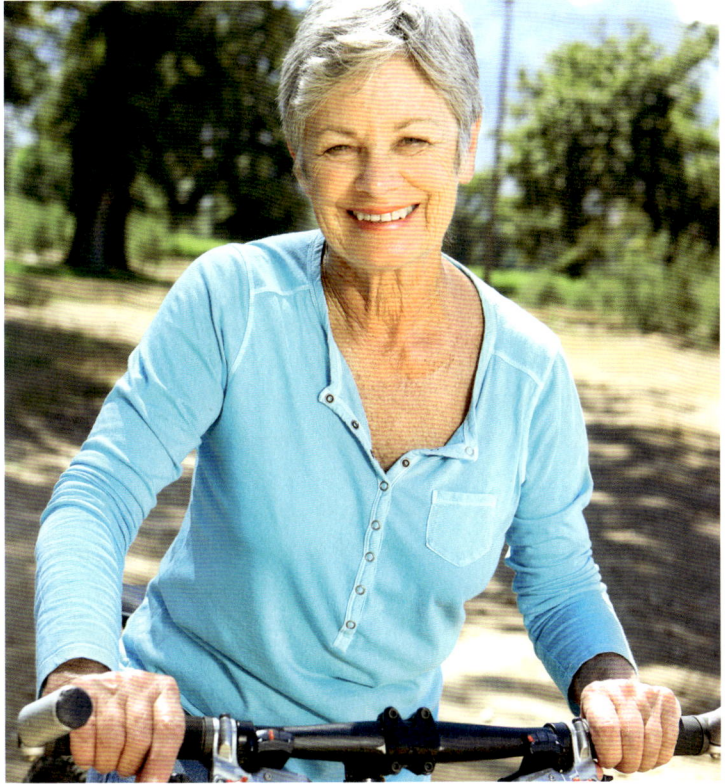

Fahrradfahren aktiviert Stoffwechsel und Muskeln.

Funktionelle Sportarten

Intervalltraining bei Gicht

Sehr empfehlenswert für Gichtpatienten ist auch das Intervalltraining, da es den Stoffwechsel ankurbelt und den Fettabbau fördert. Unter diesem Training versteht man eine Methode, die durch abwechselnde Belastungs- und Erholungsphasen – eben Intervalle – gekennzeichnet ist. Dabei sind Dauer und Intensität der Erholungsphasen so gestaltet, dass der Trainierende sich jeweils nicht vollständig erholen kann. Die unvollständige Erholung soll einen starken Trainingsreiz setzen.

Diese Sportvariante stellt eine sehr zeiteffiziente und effektive Trainingsmethode dar, wie verschiedene wissenschaftliche Arbeiten belegen. Eine Studie ergab zum Beispiel, dass mit wenigen Minuten Intervalltraining pro Tag, das aus kurzen, aber sehr intensiven Belastungsphasen von 30 Sekunden im Wechsel mit ebenfalls kurzen Erholungsphasen von vier Minuten besteht, dieselben Ergebnisse hinsichtlich Leistungsfähigkeit der Muskulatur erzielt werden können, wie mit einem 90- bis 120-minütigen traditionellen Ausdauertraining bei geringerer Intensität.

Bei einer weiteren Studie trainierten die Teilnehmer auf einem Fahrradergometer. Die Probanden der ersten Gruppe wärmten sich zwei Minuten bei 50 Watt auf und radelten anschließend 20 Sekunden lang unter maximaler Belastung (500 Watt) auf einem Fahrradergometer. Darauf folgten zwei Minuten gemächliches Radeln (50 Watt). Die 20-sekündige Maximallast wurde noch zweimal wiederholt, mit einer jeweils anschließenden zweiminütigen Erholungsphase. Nach dem letzten (dritten) Sprint erholten sich die Versuchsteilnehmer drei Minuten bei 50 Watt. Eine gesamte Trainingseinheit dauerte somit nur zehn Minuten.

Eine Kontrollgruppe absolvierte ein traditionelles Training bei mäßiger Intensität. Das heißt, die Teilnehmer radelten dreimal wöchentlich 45 Minuten auf dem Fahrradergometer, bei einer

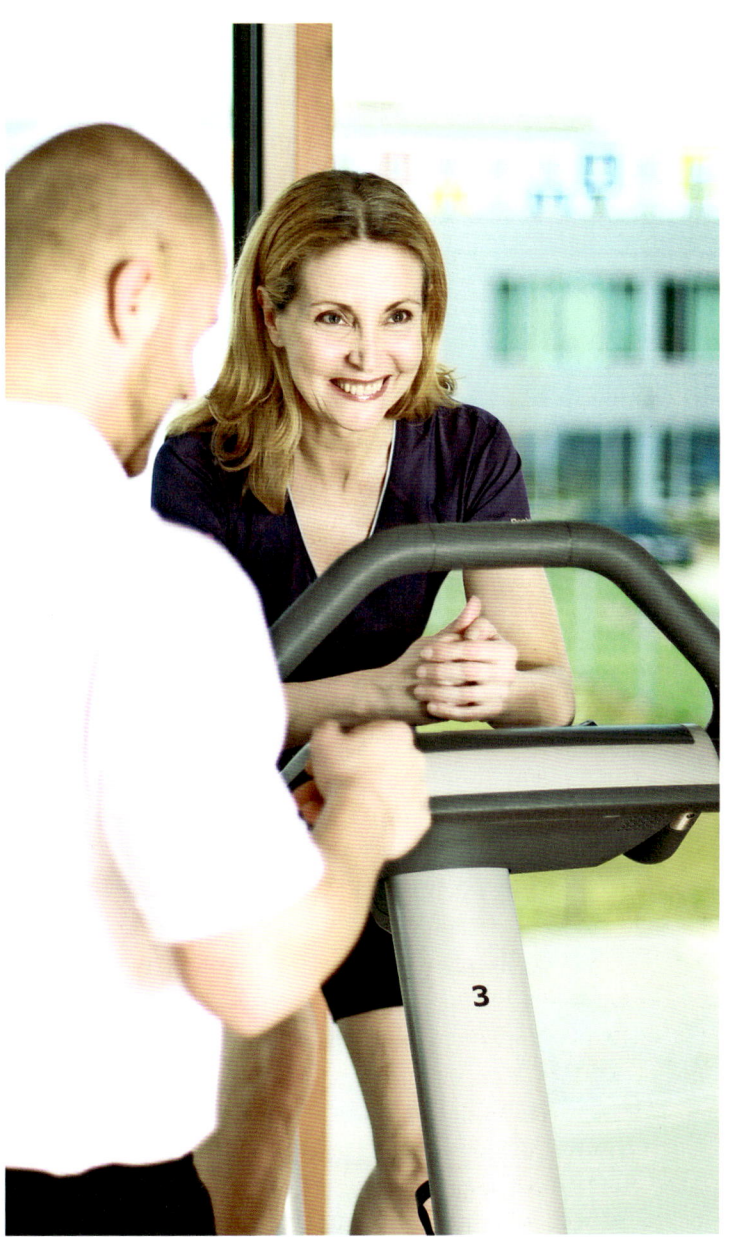

Intervalltraining, z. B. auf dem Fahrrad-ergometer, ist zeiteffizient und sehr effektiv.

Herzfrequenz von 70 Prozent des Maximums. Auch hier gab es eine Aufwärm- und eine Abkühlphase. Somit dauerte eine gesamte Trainingseinheit 50 Minuten.

Die Studie erstreckte sich über zwölf Wochen. Danach zeigte sich, dass das kurze intensive Sprinttraining die Herzgesundheit ebenso förderte wie das längere traditionelle Training. Die höchste Sauerstoffaufnahme stieg in beiden Gruppen um 19 Prozent. Auch die Insulinsensitivität wurde gesteigert. Für die Herzgesundheit war damit das kurze, intensive Intervalltraining genauso effektiv wie das längere konventionelle Training.

Physiotherapie

Bei Gicht kann auch ein gezieltes Trainingsprogramm durch einen Physiotherapeuten helfen. Dabei geht es in erster Linie darum, Gelenkbelastungen zu reduzieren, die durch eine ungünstige Statik entstehen. Die betroffenen Gelenke dürfen nur in anfallsfreien Phasen trainiert werden, während eines Gichtanfalls sollte das Gelenk geschont werden.

!

Die Gelenkfunktion sollte durch ein gezieltes Mobilisationsprogramm erhalten und verbessert werden.

Falls ein Gelenk sehr deutlich eingeschränkt ist, können mit Physiotherapie eventuelle Folgeschäden an anderen Gelenken vermieden werden. Dafür werden die Muskeln stabilisiert, indem der Patient Ausweichmechanismen und Schonhaltungen bewusst wahrnimmt und lernt, sie möglichst zu vermeiden.

Im Rahmen der Physiotherapie kommen folgende Methoden zum Einsatz: Kryotherapie, manuelle Lymphdrainage oder eine sanfte schmerzfreie Mobilisation. Bei der Kryotherapie (Kältetherapie) wird Kälte zur Behandlung verschiedener Erkrankungen eingesetzt. Bei einem akuten Gichtanfall ist die lokale Anwendung von kalten Wickeln angezeigt, da Kälte die Entzündung lindert. Die manuelle Lymphdrainage unterstützt den Körper dabei, die Stoffwechselabbauprodukte loszuwerden, die sich an problematischen Stellen angelagert haben. Dafür wird mit gezielter Massage das Lymphsystem angeregt.

Im Rahmen einer sanften Mobilisation, also eines ausgewogenen Bewegungstrainings kann der Stoffwechsel angeregt werden, was den Abtransport von Stoffwechselabbauprodukten fördert und die Symptome der Gicht lindern kann.

So können Sie zum Beispiel das Großzehengrundgelenk aktiv durch Greifübungen mit den Zehen oder durch das Abspreizen der Zehe mobilisieren. Bei passiven Bewegungsübungen greifen Sie die Zehe mit der Hand und bewegen die Gelenke sanft gegeneinander. Bei Schmerzen brechen Sie bitte sofort ab.

Fragen Sie Ihren Arzt nach einem Rezept und geeigneten Physiotherapeuten, die mit Ihnen arbeiten können.

Die sanfte Mobilisation unterstützt den Abbau von Stoffwechselprodukten.

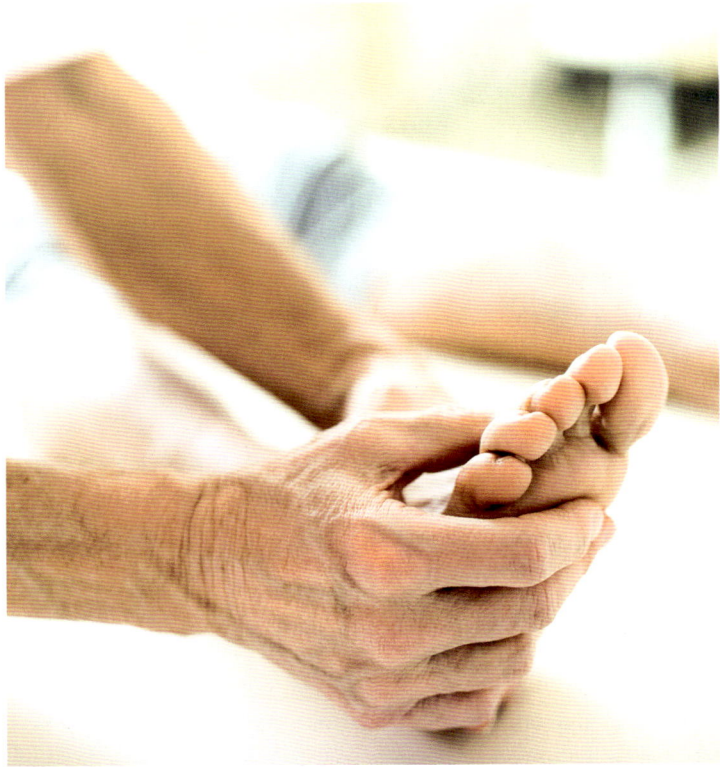

Bewegung im Alltag

Für Bewegung im Alltag brauchen Sie keine Hilfsmittel, keine spezielle Kleidung, nur ein klein wenig Zeit. Und sie ist erstaunlich effektiv, wenn Sie dabei konsequent sind: Benutzen Sie die Treppe statt Fahrstuhl oder Rolltreppe, Fahren Sie mit dem Fahrrad zur Arbeit oder zum Einkaufen, steigen Sie eine Bushaltestelle vor Ihrem Ziel aus oder eine Haltestelle später ein und gehen Sie ein Stück zu Fuß. Lassen Sie so oft wie möglich das Auto stehen und legen Sie die Strecken zu Fuß oder per Fahrrad zurück. Sie werden sehen, dass Sie mit der Zeit immer längere Wege mit Ihrer Muskelkraft bewältigen.

Auf diese Weise kommt an einem normalen Tag und im Laufe einer Woche eine ganze Menge an Bewegung zusammen, die Sie dabei unterstützt, den Stoffwechsel zu aktivieren, Muskeln aufzubauen und Gewicht zu reduzieren.

Schritt für Schritt gesünder werden

Die einfachste Bewegungsform für Menschen, die körperlich nicht eingeschränkt oder bettlägerig sind, ist gehen. Wie viele Schritte Sie täglich machen, ohne groß darüber nachzudenken, hängt von Ihrem Beruf ab. Jemand, der im Büro arbeitet, legt täglich durchschnittlich 1.500 Schritte zurück, im Sekretariat sind es schon 3.000 Schritte, im Verkauf 5.000 Schritte und schließlich 12.000 bis 18.000 Schritte beim Kellnern oder als Briefträger. Ausgehend von dieser Basis können Sie sich steigern, zum Beispiel nehmen Sie sich vor, nun täglich 3.000 bis 5.000 Schritte zu gehen – das gilt als mäßige Bewegungsaktivität.

Beim Schrittezählen hilft Ihnen eine App auf Ihrem Handy, ein Activity Band für Ihr Armgelenk oder auch ein Schrittzähler. Die kleinen Geräte können am Gürtel befestigt oder einfach in die Tasche gesteckt werden, es gibt sie schon ab 15 Euro zu kaufen. Sie addieren die erledigten Schritte mit Hilfe eines Sensors,

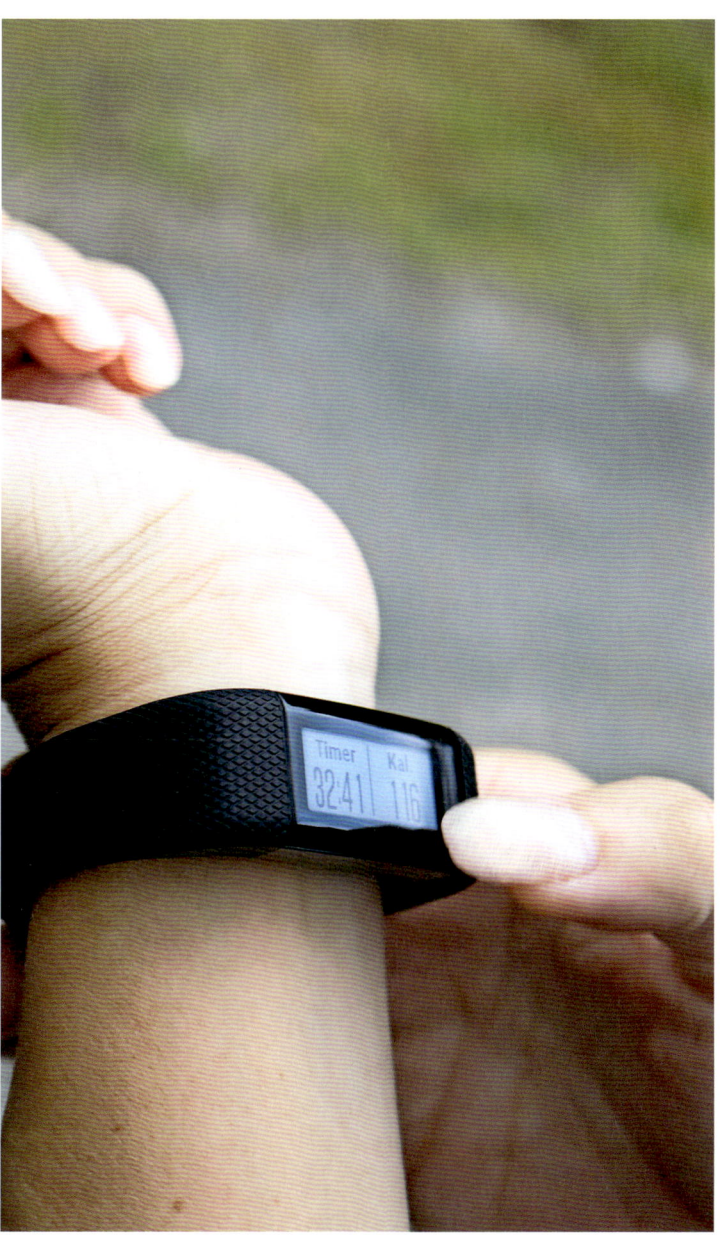

Nicht nur für
Spitzensportler:
sogenannte „Activity
Bands".

nachdem sie vor dem ersten Einsatz auf Ihre individuelle Schritt-länge eingestellt wurden. Wie sinnvoll die kleinen Messinstru-mente sind, zeigten Untersuchungen: Diejenigen, die sie trugen, unternahmen häufiger Erledigungen zu Fuß oder gingen abends noch mal raus, wenn sie sahen, dass sie untertags zu wenig Schrit-te gegangen waren.

Es geht aber auch ohne Instrument: Im Durschnitt legen wir in einer halben Stunde bei normalem Tempo etwa 3.000 bis 4.000 Schritte zurück, das sind etwa 2,5 Kilometer. Schaffen Sie das, versuchen Sie sich zu steigern – Ihrer Muskulatur und den Kno-chen zuliebe. Erreichen Sie 10.000 Schritte pro Tag, ist das eine tolle Leistung!

Es ist schwierig, sich immer wieder zum Sport zu motivieren. Professor Dr. med. Peter Schwarz von der Universität Dresden hat mit seinem Team und gemeinsam mit dem TUMAINI-Institut ei-nen besonderen Ansatz gefunden: Er schafft einen finanziellen Anreiz. Ihr für Smartphones entwickeltes Programm „Ankersteps" funktioniert so: Jeder wettet darauf, täglich 10.000 Schritte zu gehen, um seiner Gesundheit etwas Gutes zu tun. Die Teilneh-mer setzen dazu einen kleinen Geldbetrag ein, mindestens einen Euro pro Tag. Die Höhe bestimmt jeder selbst. Schafft der Teil-nehmer die Schritte, behält er seinen Einsatz – und erhält oben-drein zusätzlich anteilig Geld von denen, die unter ihrem Ziel geblieben sind. Erreicht er die 10.000 Schritte nicht, geht der ver-lorene Wetteinsatz an andere Teilnehmer, die an diesem Tag die 10.000 Schritte erfolgreich geschafft haben. Wer mitmachen will: www.ankersteps.com.

Die richtige Pulsfrequenz

Egal, für welche Form von Bewegung Sie sich entscheiden, Sie sollten sich nicht übernehmen. Sie möchten sich ja nicht auspowern, sondern Ihren Stoffwechsel aktivieren und Fett abbauen. Um den richtigen Grad an Belastung festzustellen, können Sie Ihren Puls messen.

Sie brauchen nur eine Uhr mit Sekundenzeiger. Legen Sie einen oder zwei Finger an die Halsschlagader oder an das Handgelenk neben dem Daumenballen und zählen Sie Ihren Pulsschlag. Ideal für Ihr Ausdauertraining ist ein Wert von unter 180 Schlägen minus Lebensalter/Minute. Für einen 50-Jährigen ist das ein Puls von 130.

Während des Trainings erkennen Sie den idealen Belastungsbereich daran, dass Sie genug Luft haben, um sich während der Bewegung unterhalten zu können, und nur leicht schwitzen. Das ist der Bereich, in dem Ihr Körper die Fettreserven angeht und verbraucht. Dies ist bereits nach 15 Minuten Training der Fall.

Wie oft sollte man trainieren?

Zusätzlich zur täglichen Bewegung im Alltag sollten Sie dreimal in der Woche 30 oder 45 Minuten für Ihr Bewegungsprogramm einplanen. Wenn Sie bislang nicht sportlich aktiv waren, beginnen Sie mit zehn Minuten täglich und steigern sich wöchentlich, bis Sie an drei bis vier Tagen 30 Minuten aktiv sind. Wenn Sie mögen, steigern Sie sich weiter auf fünf bis sechs Tage 30 Minuten. Alternativ dazu können Sie an drei Tagen auch jeweils 45 Minuten trainieren.

Die positive Wirkung von Sport hält bis zu 72 Stunden nach dem Training an. Spätestens danach sollten Sie sich wieder deutlich bewegen. Setzen Sie zwei oder drei Wochen aus, geht die gewonnene Kraft leider wieder verloren.

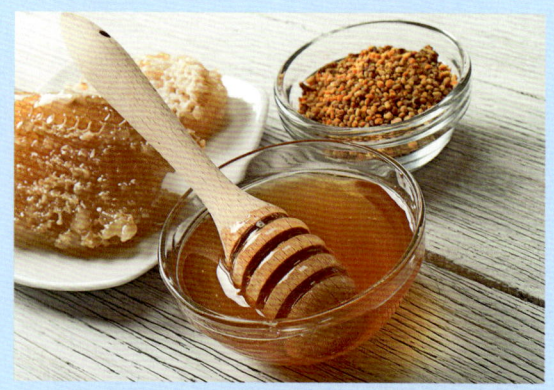

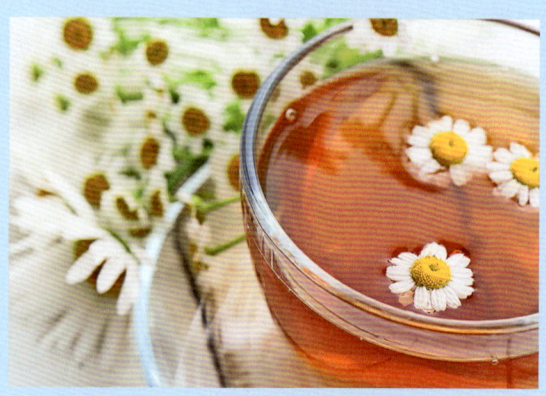

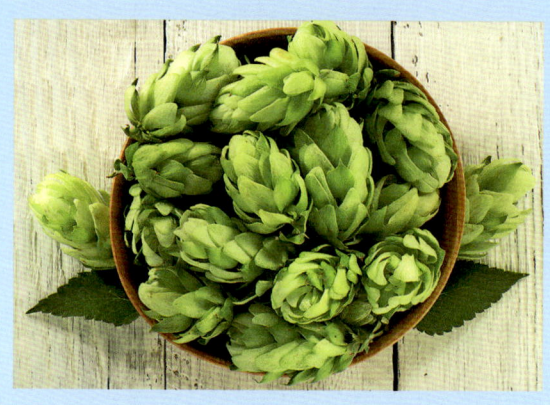

GICHT NATÜRLICH BEHANDELN

Ist die Gicht nicht besonders stark ausgeprägt, kann sie mithilfe der Naturheilkunde und einer Ernährungsumstellung behandelt werden. Aber auch wenn die Erkrankung weiter fortgeschritten ist, zum Beispiel nach mehreren Gichtanfällen, sind pflanzliche Präparate, Tees und Umschläge eine wunderbare Ergänzung zur medikamentösen Behandlung.

Heilpflanzen zur inneren Anwendung

Es gibt zahlreiche Heilpflanzen, die traditionellerweise eingesetzt werden, um den Harnsäurespiegel zu senken. Leider ist nicht jede dieser Pflanzen tatsächlich zur Behandlung von Gicht geeignet. Das liegt unter anderem daran, dass früher nicht zwischen Gicht, Rheuma und Arthrose unterschieden wurde und harntreibende Heilpflanzen sowohl bei Rheuma als auch bei Gicht verwendet wurden. Heute weiß man mehr über die Krankheiten und auch über die Heilwirkung der Pflanzen, daher werden sie gezielter eingesetzt.

Heilpflanzen, die Entzündungen und Schmerzen lindern

Herbstzeitlose hilft bei Entzündungsprozessen

Die Herbstzeitlose ist die wichtigste Heilpflanze bei Gicht.

Bei einem akuten Gichtanfall gibt es leider nur eine einzige Heilpflanze, die Linderung bringt: die Herbstzeitlose mit ihrem Gift Colchicin. Sie ist die wichtigste Heilpflanze bei Gicht. Colchicin bremst den Entzündungsprozess bei einem Gichtanfall und lindert auf diese Weise indirekt auch die Schmerzen.

Das Colchicin wirkt jedoch sehr stark und darf daher nur in einer ganz bestimmten geringen Dosis eingesetzt werden. Aus diesem Grund dürfen Sie die Herbstzeitlose keinesfalls als Kräutertee zubereiten und trinken. Sinnvoll ist sie bzw. das Colchicin nur als verschreibungspflichtiges Medikament, das Sie gewissenhaft in der empfohlenen Dosis einnehmen.

Colchicin nimmt keinen direkten Einfluss auf die Entzündung, sondern erreicht als einziges Medikament die Ursache der Gichtsymptomatik: Es hindert die weißen Blutkörperchen daran, Harnsäure aufzunehmen und zu transportieren und stoppt so den akuten Gichtanfall. Deshalb wirkt Colchicin bei allen Erkrankungen, bei denen sich im Körper Kristalle ablagern, aber nicht zum Beispiel bei der autoimmunbedingten, rheumatoiden Arthritis.

Achtung: Schwangere sollten Colchicin nicht einnehmen. Auch bei alten und geschwächten Patienten, bei Herz-, Nieren- oder Magen-Darm-Erkrankungen ist Vorsicht geboten. Als Nebenwirkungen können Durchfall, Übelkeit, Erbrechen, Bauchschmerzen und Leukopenie (verminderte Anzahl an weißen Blutkörperchen) auftreten. Wechselwirkungen sind keine bekannt. Zur Dosierung fragen Sie bitte Ihren Arzt.

Schwarzkümmel hilft bei Gelenkentzündungen

Schwarzkümmel ist ein Hahnenfußgewächs und hat mit unserem Küchengewürz Kümmel nichts zu tun. Eigentlich hilft Schwarzkümmelöl vorwiegend bei rheumatoider Arthritis. Bei dieser Erkrankung konnten Gelenkschwellungen, -steifheit und -schmerz deutlich reduziert werden, daher ist es durchaus einen Versuch wert, das Öl auch bei Gicht und den entsprechenden Gelenkproblemen einzusetzen.

Experimentelle Untersuchungen haben ergeben, dass das Öl der Schwarzkümmelsaaten, vor allem die darin enthaltenen Thymoquinone, einen entzündungshemmenden Effekt hat. Dies untersuchten Forscher der Universität Kairo an Patienten mit rheumatoider Arthritis genauer. Einen Monat lang nahmen die ausschließlich weiblichen Probanden täglich zwei Kapseln ohne Wirkstoff zu sich. Im Anschluss daran nahmen sie ebenfalls einen Monat lang täglich 1.000 mg Schwarzkümmelöl in Form von Kapseln ein. Das Ergebnis war eine deutliche Verbesserung des Entzündungsgeschehens.

Schwarzkümmelölpräparate erhalten Sie als Nahrungsergänzung rezeptfrei in der Apotheke. Mehr als 1.000 mg pro Tag sollten Sie nicht einnehmen, da bei einer Überdosierung Magen-Darm-Probleme, Leberschäden oder eine Kontaktallergie auftreten können.

Teufelskrallenwurzel hilft gegen Schmerzen

Die Teufelskrallenwurzel (Harpagophyti radix) ist im Süden und Südwesten Afrikas heimisch. In der dortigen Volksmedizin wird sie unter anderem als Schmerzmittel und bei Rheuma verwendet. Die Inhaltsstoffe der Teufelskrallenwurzel wirken unter anderem appetitanregend, entzündungshemmend, antiarthritisch, abschwellend und schwach schmerzlindernd. Eine Hemmung bestimmter entzündungsauslösender Gewebshormone wurde experimentell nachgewiesen.

Nicht anwenden sollten Sie die Wurzel bei Magen- und Zwölffingerdarmgeschwüren. Wenn Sie Gallensteine haben, sollten Sie vor der Anwendung Ihren Arzt fragen. Sehr selten treten Übelkeit, Erbrechen, Durchfall, Kopfschmerzen und Schwindel auf, ansonsten sind keine Neben- oder Wechselwirkungen bekannt.

Sie bekommen die Teufelskralle in getrockneter Form zur Teezubereitung, aber auch als Tabletten oder Kapseln in der Apotheke. Bei den Fertigpräparaten handelt es sich meist um wässrige bzw. wässrig-alkoholische Auszüge, die beide gleich wirksam sind. Wichtig ist, dass sie eine Tagesdosis von 30 bis 100 mg Harpagosid enthalten. Bei Anbietern außerhalb von Apotheken müssen Sie gut darauf achten.

Für den Tee werden 1 EL fein geschnittene Teufelskrallenwurzel mit zwei Tassen kochendem Wasser übergossen. Acht Stunden bei Raumtemperatur stehen lassen und dann abseihen. Diesen Tee abkochen und ihn in drei Portionen, jeweils eine kurz vor den Mahlzeiten, warm trinken. Da die wirksamen Inhaltsstoffe der Wurzel gut wasserlöslich sind, ist der Tee zu empfehlen. Allerdings schmeckt er sehr bitter, Sie können ihn jedoch süßen.

Als Tagesmenge haben sich 50 bis 100 mg des Wirkstoffes Harpagosid bewährt. Sie befinden sich in 4,5 g Wurzel oder Auszügen daraus. Diese Mengen können mit der Teezubereitung durchaus erreicht werden.

> **!**
>
> Die Teufelskrallenwurzel ist sehr bitter.

Propolis lindert Schmerzen und Entzündungen

Propolis wird von Honigbienen produziert, die dafür das Harz verschiedener Pflanzen sammeln und mit weiteren Bestandteilen wie Wachs, Pollen und Verdauungssekreten mischen. Daraus entsteht Propolis, ein zähes Gemisch, mit dem die Bienen den Bienenstock abdichten, unter anderem, um Keime und andere Eindringlinge fernzuhalten. Die Sekrete der Insekten enthalten Enzyme, die medizinisch wirksame Substanzen aus dem pflanzlichen Harz herauslösen können. Das Ergebnis ist eine Substanz, die auch bei Menschen Bakterien, Viren und Pilze abwehrt. Propolis hat aber noch viel mehr positive Eigenschaften. Es stärkt die Immunabwehr, wobei sehr selten allergische Reaktionen auftreten. Außerdem aktiviert es die Thymusdrüse, ein wichtiges Organ im menschlichen Immunsystem. Zusätzlich enthält es zahlreiche Vitamine und Mineralstoffe, Flavonoide, und Gerbsäuren. Nicht zuletzt wirkt es schmerzlindernd und antiallergisch.

> **!**
>
> Bei Gicht wird Propolis äußerlich und innerlich verwendet, um Schmerzen und Entzündungen zu lindern.

Das Wissen um Propolis ist nicht neu, entsprechend werden im Handel viele verschiedene Propolisprodukte angeboten, von Salben und Cremes über Tropfen, Tinkturen und Kapseln bis hin zu Zahncreme und Bonbons.

Propolis ist in seinem Wirkungsspektrum genauso vielfältig wie seine Inhaltsstoffe. Daher ist es sehr wichtig, dass bei seiner Herstellung auf eine einwandfreie Qualität geachtet wird. So kann beispielsweise ein mit Pestiziden belastetes Bienenvolk bereits eine Tonne Rohpropolis verunreinigen.

Bislang sind über 200 Inhaltsstoffe von Propolis bekannt, die helfen, die Gesundheit zu stärken und Krankheiten zu heilen und zu lindern. Für Sie als Gichtpatient sind vor allem die schmerzlindernden und entzündungshemmenden Inhaltsstoffe interessant. Sie können Propolis innerlich und äußerlich anwenden, die Wirkung ergänzt sich.

Zur innerlichen Anwendung hat sich Propolis-Tinktur bewährt. Geben Sie zehn bis 50 Tropfen Tinktur in ein Glas Wasser,

> **!**
>
> Das Öl der Borretschsamen enthält Gammalinolensäure, die entzündliche Prozesse positiv beeinflusst. Kapseln mit diesem Öl erhalten Sie in der Apotheke und im Reformhaus.

Milch oder Tee und trinken Sie die Mischung in kleinen Schlucken. Dies hilft gegen Entzündungen. Propolis-Salben werden direkt auf die schmerzenden Gelenke aufgetragen, um die Schmerzen zu lindern.

Frische Produkte aus Propolis

Propolis-Produkte können Sie ganz einfach selbst herstellen. Das bietet sich insbesondere dann an, wenn Sie das Harz direkt von einem Imker Ihrer Wahl beziehen.

Propolis-Tinktur: Lösen Sie 50 g Propolis-Harz oder -Pulver in 100 ml 70- bis 95%igem Weingeist aus der Apotheke auf.

Propolis-Salbe: Erwärmen Sie 3 g Bienenwachs und 2 g Bienenhonig zusammen mit 50 ml Pflanzenöl im Wasserbad. 25–30 Tropfen Propolis-Tinktur dazugeben, alles gut mischen und abfüllen.

Propolis-Creme: Verrühren Sie 50 ml fettreiche, geruchsneutrale Creme mit etwa 50 Tropfen Propolis-Tinktur.

Propolis-Produkte können Sie ganz einfach selbst herstellen.

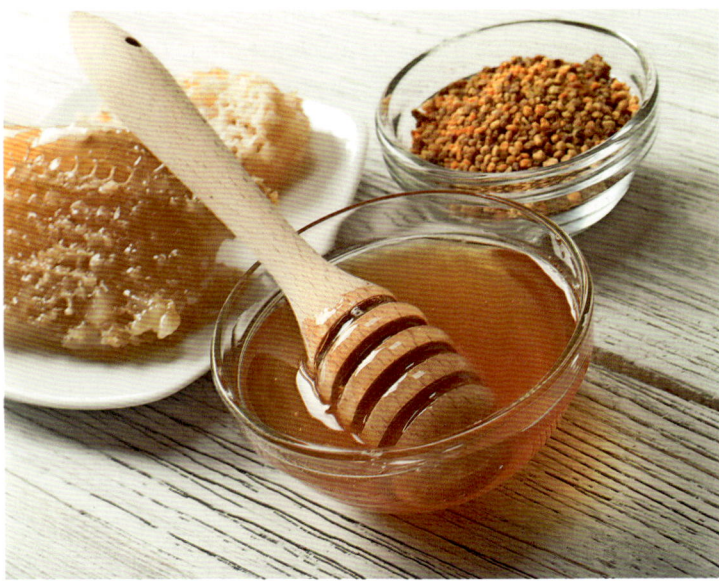

Harntreibende Heilpflanzen

Nicht jede harntreibende Pflanze ist auch förderlich für die Gichtbehandlung. Denn werden die Nieren zu stark gereizt, können sie die Harnsäure nicht in Ruhe in den Harn einbauen, sondern scheiden nur viel Flüssigkeit aus. Aus diesem Grund sind bei Gicht nur Heilpflanzen geeignet, die sanft harntreibend und außerdem entzündungshemmend sowie eventuell schmerzstillend wirken.

Im Folgenden stelle ich Ihnen einige dieser Pflanzen vor. Sie können sie einzeln als Tee zubereiten, aber auch mischen. Lassen Sie sich hierbei von Ihrem Geschmack leiten. Trinken Sie aber grundsätzlich für jede Tasse Kräutertee zusätzlich zwei Gläser Wasser, und das möglichst dreimal täglich.

Achtung: Wenn Sie unter einer Niereninsuffizienz leiden, dürfen Sie keine harntreibenden Tees trinken.

> Lassen Sie regelmäßig Ihre Harnsäurewerte kontrollieren, um eine Verschlimmerung der Gicht zu verhindern.

Ackerschachtelhalm

Schachtelhalm – auch Zinnkraut genannt – wirkt harntreibend und entzündungshemmend. In der Durchspülungstherapie sind die Effekte im Vergleich zu etwa Brennnesselkraut oder Birkenblättern zwar geringer, dafür aber sehr viel milder.

Übergießen Sie 2 TL geschnittenes Schachtelhalmkraut mit 150 ml kochendem Wasser. 5 bis 10 Minuten ziehen lassen, dann abseihen.

Angelikawurzel

Die Angelikawurzel – auch Engelwurz genannt – wirkt harntreibend und stärkt den Stoffwechsel.

Übergießen Sie 1 TL der Wurzeln mit 250 ml kaltem Wasser. Aufkochen und 5 Minuten ziehen lassen, dann abseihen.

Birke

Birkenblätter wirken leicht entwässernd und sie sorgen dafür, dass die Harnwege durchspült werden. Zur Durchspülungstherapie sowie bei Nierengieß sind sie offiziell anerkannt.

Übergießen Sie 2 EL grob geschnittene Birkenblätter mit 150 ml kochendem Wasser. 10 Minuten ziehen lassen, dann abseihen.

Goldrute

Die Goldrute ist eine klassische Nierenheilpflanze, sie wirkt harntreibend und entzündungshemmend auf die Harnwege.

Übergießen Sie 1 bis 2 gehäufte TL Goldrutenkraut mit 200 ml kochendem Wasser. 10 Minuten ziehen lassen, dann abseihen.

Hauhechel

Schon seit dem Altertum ist Hauhechel als Heilmittel bekannt, das harntreibend und blutreinigend wirkt. Dafür sind die in der Wurzel enthaltenen Saponine verantwortlich, die sich bei Hitze verflüchtigen, daher darf die Wurzel nicht gekocht werden.

Übergießen Sie 4 TL der zerkleinerten Wurzel mit 400 ml kaltem Wasser. 8 bis 9 Stunden ziehen lassen, danach kurz aufkochen und abseihen. Trinken Sie davon täglich zwei Tassen, aber nur wenige Tage lang, da die Wirkung bald nachlässt. Nach einer Woche Pause kann die Kur wiederholt werden.

> **!**
> Trinken Sie eine Teesorte nie länger als sechs Wochen am Stück, dann pausieren Sie mindestens zwei Wochen.

Kamille

Die Blüten der echten Kamille wirken leicht harntreibend, entzündungshemmend und schmerzstillend. Kamille hilft auch gegen die erhöhte Harnsäure im Blut und reduziert die Beschwerden bei entzündeten Gelenken.

Übergießen Sie 2 TL getrocknete Kamillenblüten (oder 4 TL frische Blüten) mit 200 ml kochendem Wasser. 8 bis 10 Minuten ziehen lassen, dann abseihen.

Kamilleblüten wirken
u. a. harntreibend
und schmerzstillend.

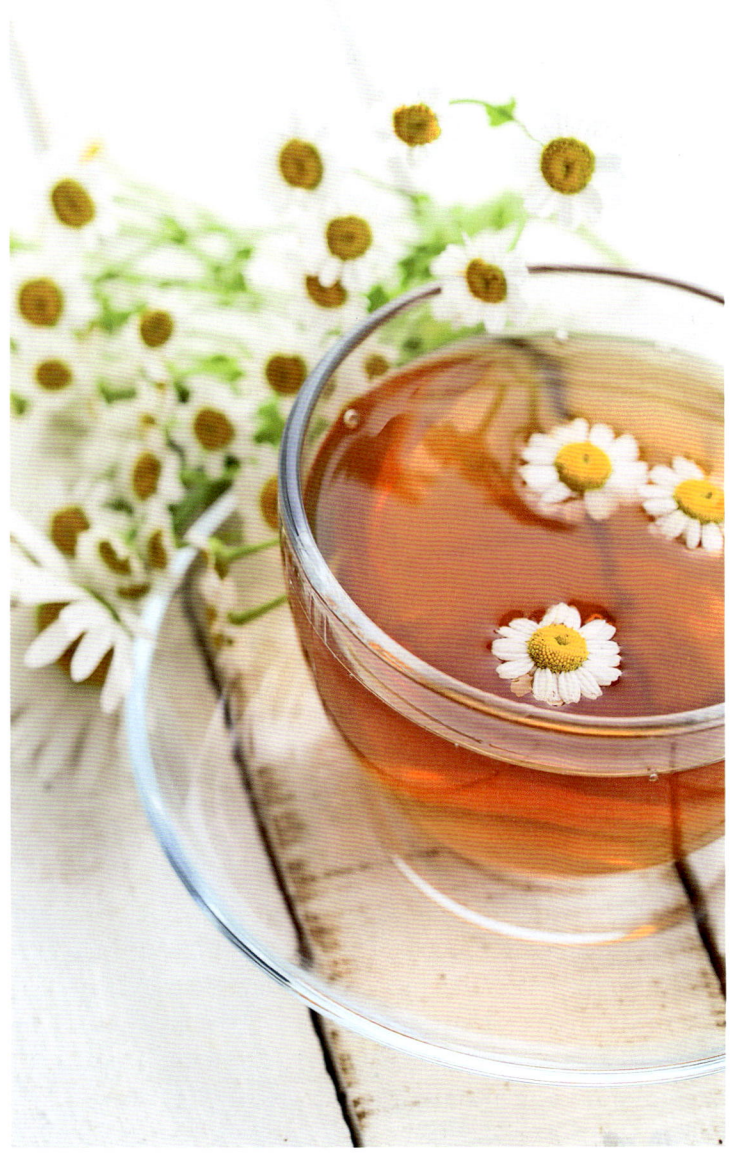

Katzenpfötchen

In den Blüten der Katzenpfötchen befinden sich zahlreiche Stoffe, die unter anderem antibiotisch, harntreibend, entzündungshemmend und entwässernd wirken.

Übergießen Sie 1 EL Katzenpfötchen mit 200 ml heißem Wasser. 10 Minuten ziehen lassen, abseihen und am Morgen auf nüchternen Magen kalt trinken.

Schafgarbe

Die Schafgarbe wirkt entzündungshemmend und durchblutungsfördernd – bei einem gut durchbluteten Gewebe kann die Harnsäure nicht so leicht auskristallisieren.

Überbrühen Sie 1 TL Schafgarbenkraut mit 150 ml heißem Wasser. 10 bis 15 Minuten ziehen lassen, dann abseihen.

Süßholz

Die Süßholzwurzel schmeckt leicht süßlich nach Lakritze und ist daher ein leckerer Bestandteil in Teemischungen. Sie kann aber auch pur zubereitet werden. Süßholz wirkt harntreibend, entzündungshemmend, in gewissem Umfang schmerzstillend. Bei Bluthochdruck ist Süßholz jedoch nicht geeignet, da es den Blutdruck weiter erhöht.

Übergießen Sie 1 bis 2 TL getrocknete Süßholzwurzeln mit 150 ml heißem Wasser. 10 bis 15 Minuten ziehen lassen, dann abseihen.

Wacholder

Die Wacholderbeere ist als Gewürz bekannt, doch sie hilft auch bei Gicht. Wacholder wirkt harntreibend, regt den Stoffwechsel an und die Beeren haben auch eine schmerzstillende Wirkung. Sie schmecken angenehm würzig und süß. Daher tragen sie in einer Teemischung zu einem guten Geschmack bei.

Übergießen Sie 1 TL angequetschte Wacholderbeeren mit 150 ml heißem Wasser. 10 bis 15 Minuten ziehen lassen, dann abseihen.

Gicht-Tee

20 g Angelikawurzel

20 g Wacholderbeeren

10 g Ackerschachtelhalmkraut

10 g Brennnesselkraut

10 g Goldrutenkraut

10 g Kamillenkraut

10 g Schafgarbenkraut

10 g Süßholzwurzel (bei hohem Blutdruck durch Angelikawurzel ersetzen)

Zubereitung Übergießen Sie 1 gehäuften TL der Kräutermischung mit 200 ml kochendem Wasser. 10 Minuten ziehen lassen, dann abseihen.

Anwendung Trinken Sie den Tee in kleinen Schlucken, am besten ungesüßt. Im Anschluss daran trinken Sie ein bis zwei Gläser Wasser, damit die Niere die Harnsäure lösen kann.

Machen Sie das maximal sechs Wochen lang, dann legen Sie eine Pause von zwei bis drei Wochen ein. Danach trinken Sie den Tee wieder sechs Wochen lang. Die Pause sorgt dafür, dass der Körper sich nicht zu sehr an die Heilpflanzen gewöhnt und ihre Wirkung eventuell nachlässt.

Umschläge und Wickel

Bei Reizungen oder Schwellungen hilft Wärme oder Kälte. Dabei gilt als Faustregel: Ist die schmerzende Region entzündet, nehmen Sie besser kühle oder kühlende Umschläge, bei chronischen Schmerzen tut Wärme gut.

Bei Gicht kann es sich jedoch auch anders verhalten, daher müssen Sie selbst testen, welche Variante Ihnen bei welchen Beschwerden guttut. So haben kalte Umschläge bei Gicht den Nachteil, dass Kälte dafür sorgt, dass die Harnsäure im Blut weniger löslich ist und leichter auskristallisiert. Dementsprechend kann ein kalter Umschlag in manchen Fällen sogar eher schaden als nützen.

Wickel und Umschläge helfen bei einem akuten Gichtanfall, die Schmerzen etwas zu lindern. In der Regel werden Sie aber zusätzlich Medikamente benötigen. Bei chronischer Gicht können Sie Umschläge gegen die Entzündungsvorgänge anwenden.

Es gibt eine ganze Reihe von Wickeln und Umschlägen, die bei Gicht gut geeignet sind. Lesen Sie sich die folgenden Beschreibungen durch, probieren Sie aus, was Sie anspricht, und sehen Sie, was funktioniert. Die Wickel, die Ihnen helfen, wenden Sie regelmäßig an.

Bei chronischen Schmerzen helfen warme Wickel.

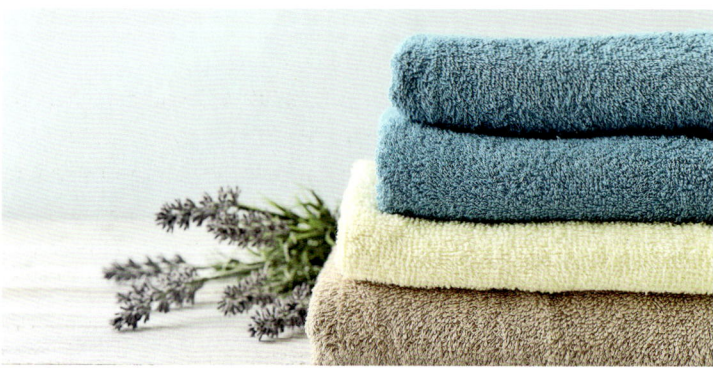

Umschläge und Wickel – so geht's

Das brauchen Sie:

- Als *Innentuch* brauchen Sie ein dünnes Baumwoll- oder Leinentuch. Sehr gut geeignet sind Mullwindeln oder Geschirrhandtücher.
- Als *Zwischentuch* nehmen Sie ein etwas dickeres Baumwolltuch, zum Beispiel ein kleines Handtuch oder Moltontuch.
- Insbesondere für warme Umschläge brauchen Sie ein *Außentuch* aus Wolle oder Frottee.
- Je nach Art des Wickels brauchen Sie einen Schutz für das Bett oder das Sofa, also eine Plastikunterlage oder ein dickes Handtuch.

Anwendung:

- Tauchen Sie das Innentuch in kaltes oder warmes Wasser oder tränken Sie es mit dem jeweiligen Wirkstoff. Anschließend wringen Sie es leicht aus.
- Legen Sie das Tuch vorsichtig auf das entzündete Gelenk bzw. auf die gewünschte Stelle.
- Wickeln Sie das Zwischentuch um das feuchte Tuch. Es saugt überschüssige Flüssigkeit auf und fixiert das Innentuch.
- Nun können Sie das Ganze noch mit dem Außentuch umwickeln, das die Temperatur des Wickels halten soll und verhindert, dass Nässe nach außen dringt.
- Lassen Sie den Umschlag einwirken – die Dauer hängt von der Art des Wickels ab. Dann entfernen und bei Bedarf wiederholen.

Einfacher warmer Umschlag

Warme Umschläge können bei einem akuten Gichtanfall helfen, die auskristallisierten Harnsäurekristalle wieder zu lösen. Das bedeutet, dass die Harnsäure leichter mit dem Blut abtransportiert werden kann. Dies ist auch bei chronischer Gicht möglich. Wärme hilft aber auch, heilende Vorgänge des Körpers auszulösen oder zu verstärken.

Leider können warme Umschläge eine bestehende Entzündung auch verschlimmern. Um dies auszuschließen, sollten Sie warme Umschläge erst einmal vorsichtig testen, also nur leicht warm machen und nicht so lange einwirken lassen. Helfen warme Umschläge gut, kann man sie intensivieren.

Anwendung

- Ein dünnes Baumwoll- oder Leinentuch in fast heißes Wasser eintauchen und anschließend leicht auswringen.
- Vorsichtshalber die Temperatur des Tuches an einer empfindlichen Stelle, zum Beispiel an der Wange, überprüfen, damit Sie sich nicht verbrennen.
- Das warme, feuchte Tuch vorsichtig auf das entzündete Gelenk legen und ein dickeres Baumwolltuch darauflegen.
- Zum Schluss alles mit einem warmen Wolltuch umwickeln.
- Den Umschlag eine halbe Stunde bis drei Stunden lang auf dem Gelenk belassen, so lange, wie es sich gut anfühlt.

Essigwickel bei einem akuten Gichtanfall

Mit Essig können Sie die kühlende Wirkung von kalten Umschlägen verstärken und damit die Schmerzen lindern. Der Essigwickel ist vor allem zur Behandlung des akuten Gichtanfalls geeignet. Er wirkt stärker als Wickel mit reinem Wasser.

Anwendung

- Essig mit Wasser im Verhältnis 1:2 mischen. Es sollte insgesamt genügend Flüssigkeit ergeben, um ein dünnes Baumwoll- oder Leinentuch damit zu tränken.
- Dieses mit Essig getränkte Tuch leicht auswringen und vorsichtig auf das entzündete Gelenk legen.
- Darüber ein dickeres Baumwolltuch wickeln.
- Das Ganze eventuell mit einem festen Tuch fixieren.
- Den Umschlag 10 bis 20 Minuten lang auf das Gelenk einwirken lassen. Bei Bedarf wiederholen.

Warmer Hopfenumschlag zur Schmerzlinderung

Eine Handvoll zerkleinerte Hopfenzapfen in einen Leinenbeutel füllen und in einem Topf mit Wasser erhitzen. Anschließend den Beutel auswringen, ein Handtuch auf die schmerzende Stelle und den Beutel darauflegen. Dieses Verfahren am besten mehrmals täglich wiederholen.

Fangopackung gegen Gelenkbeschwerden

Fango ist ein heilender Mineralschlamm vulkanischen Ursprungs, der mit verschiedenen Temperaturen auf die Haut aufgetragen wird und dort seine schmerzlindernde Wirkung entfaltet. Eine Fangopackung hilft bei Verspannungen, rheumatischen Erkrankungen und Entzündungen.

Fangopackungen bekommen Sie als Fertigpräparate in der Apotheke oder Drogerie. Sie können kalt oder warm angewendet werden und haben sich bei der Behandlung von Gelenkbeschwerden bei Gicht bewährt.

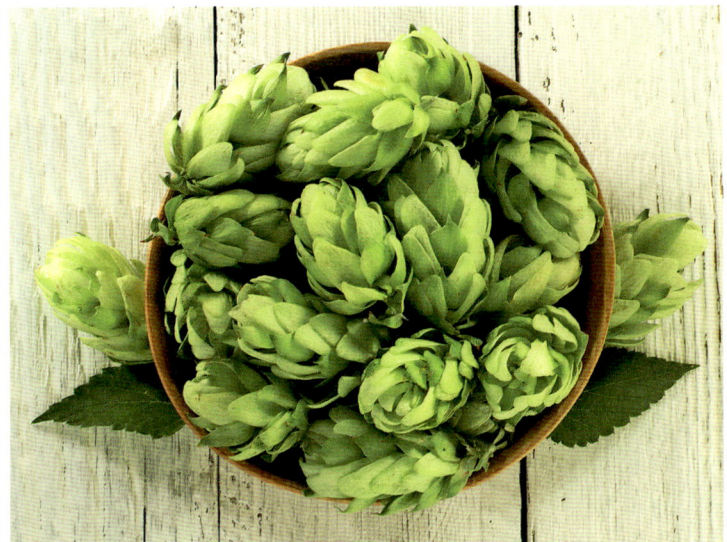

Hopfenumschläge wirken schmerzlindernd.

Veilchenkompresse

Veilchen wirken unter anderem entspannend und entzündungs-hemmend. So empfiehlt die Klosterheilkunde Veilchenkompressen auch bei Gicht. Dafür stellen Sie zuerst einen Veilchentee her: Übergießen Sie 1 EL zerkleinerte Veilchenblüten oder auch Stängel mit Blättern, Blüten und Wurzeln mit 250 ml heißem Wasser. 3 Minuten ziehen lassen, abseihen und kurz abkühlen lassen, bis er eine angenehme Temperatur hat.

Anwendung

- Jetzt tränken Sie ein dünnes Baumwoll- oder Leinentuch mit dem Tee. Leicht auswringen vorsichtig auf das entzündete Gelenk legen.
- Darüber ein dickeres Baumwolltuch wickeln.
- Das Ganze eventuell mit einem festen Tuch fixieren.
- Den Umschlag so lange einwirken lassen, wie es Ihnen angenehm ist. Bei Bedarf wiederholen.

!

Veilchenkraut erhalten Sie am besten über das Internet.

Wirsingwickel gegen Schmerzen

Kohl enthält viele entzündungshemmende Inhaltsstoffe, ist gut verträglich und einfach anzuwenden. Dies macht Kohlwickel zu einem festen Bestandteil der Naturheilkunde.

Kalter Wirsingwickel

- Einige Wirsingkohlblätter waschen, den Strunk herausschneiden, die Blätter einige Male mit einer sauberen Flasche auf dem Küchentisch überrollen, damit der Kohlsaft entweichen kann.
- Die gewalzten Kohlblätter auf die schmerzenden Gelenke legen, mit einer Mullbinde fixieren und fest umwickeln, sie sollen aber nicht drücken.
- Die Auflage mindestens eine Stunde einwirken lassen.
- Verstärken sich die Schmerzen, nehmen Sie den Wickel bitte sofort ab.

!

Wenn Sie ihn als angenehm empfinden, können Sie den Wirsingwickel ein- bis zweimal täglich anwenden.

Warmer Wirsingwickel
- Einige Kohlblätter blanchieren.
- Die Blätter ausdrücken und möglichst warm auf die betroffene Stelle legen.
- Das Ganze mit einem Handtuch umwickeln und 30 Minuten einwirken lassen.

Quarkwickel bei einem Gichtanfall oder einem entzündeten Gelenk

Quark wirkt kühlend und zieht Entzündungen aus dem Körper. Daher eignet er sich als Umschlag sowohl zur Behandlung eines akuten Gichtanfalls als auch zur Behandlung chronisch entzündeter Gichtgelenke. Es wird Magerquark verwendet.

Anwendung
- Den Quark gegebenenfalls in einem Sieb abtropfen lassen.
- Die kühle Masse etwa zentimeterdick auf ein Baumwoll- oder Leinentuch streichen und einschlagen.
- Das bestrichene Tuch vorsichtig mit der Quarkseite nach innen auf das entzündete Gelenk legen. Darüber ein dickeres Baumwolltuch wickeln.
- Den Wickel etwa 20 Minuten einwirken lassen. Nach dieser Zeit oder wenn er warm geworden ist entfernen.
- Den Wickel abnehmen und das Gelenk vorsichtig mit kaltem Wasser reinigen.
- Sie können den Quark auch direkt auf das betroffene Gelenk streichen, mit einer schmalen Mullbinde befestigen und so lange dort belassen, wie der kühlende Effekt anhält.

Heilerde-Umschlag gegen Entzündungen

Heilerde hat eine kühlende und entzündungshemmende Wirkung und die feinen Heilerdepartikel ziehen überschüssige Flüssigkeit aus dem entzündeten Bereich. Dadurch wird der Druck auf Gelenk sowie Nerven verringert, die Schmerzen werden reduziert. Das sind gute Gründe, weshalb der Umschlag mit Heilerde sowohl bei einem akuten Gichtanfall als auch bei chronischer Gicht sehr zu empfehlen ist.

Anwendung

- Das Heilerdepulver mit kaltem Wasser anrühren.
- Den entstehenden Brei etwa zentimeterdick auf ein Baumwoll- oder Leinentuch streichen. Das bestrichene Tuch vorsichtig mit der Heilerdeseite nach innen auf das entzündete Gelenk legen und ein dickeres Baumwolltuch darüber wickeln.
- Diesen Wickel mindestens eine Stunde auf das Gelenk einwirken lassen.
- Den Wickel abnehmen und das Gelenk vorsichtig mit kaltem Wasser reinigen.

Kühlende Heilerde-Quark-Umschläge

Sie können die Wirkung von Heilerde und Quark auch vereinen und die schmerzende Stelle mit einem Heilerde-Quark-Umschlag kühlen.

Anwendung

- Heilerde mit kaltem Wasser und etwas Magerquark verrühren, zum Schluss einen Schuss Olivenöl dazugeben.
- Die Masse fingerdick auf einem Leinentuch verstreichen. Das Tuch auf die schmerzende Stelle geben und mit einem sauberen Tuch fixieren.
- So lange einwirken lassen, bis die Masse getrocknet ist.
- Den Wickel abnehmen und das Gelenk vorsichtig mit kaltem Wasser reinigen.

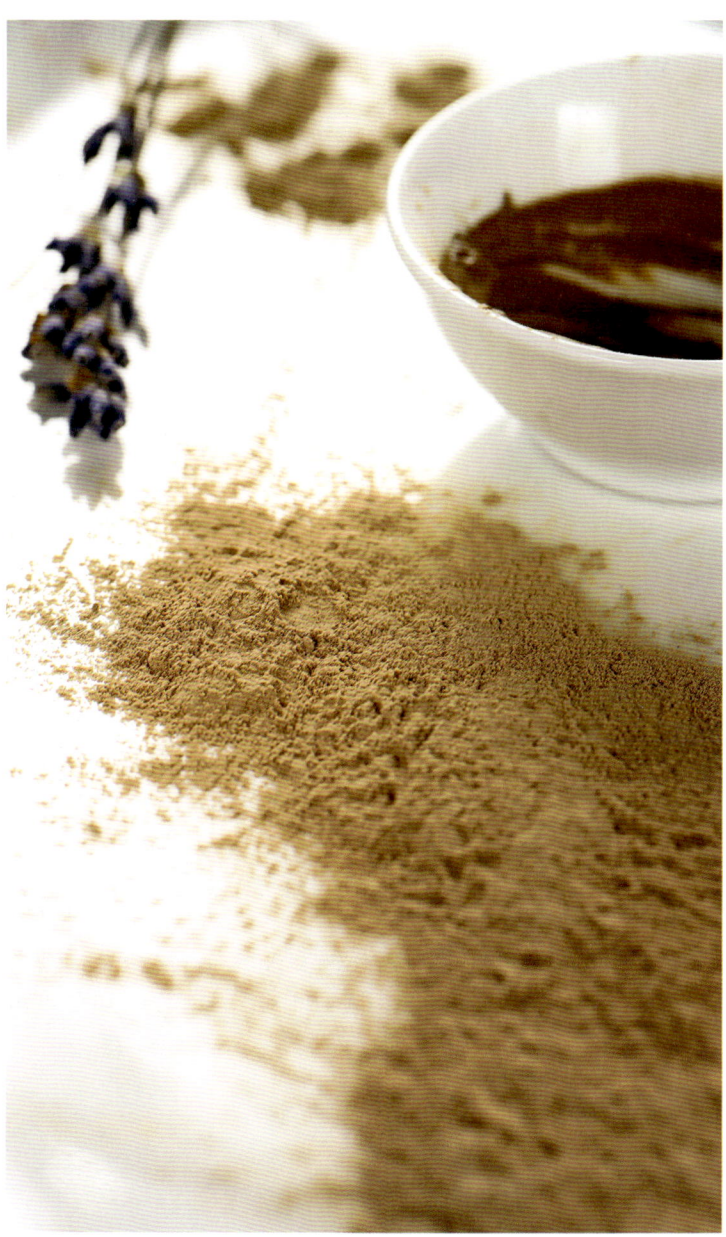

Heilerde hat eine kühlende und entzündungshemmende Wirkung.

Einreibungen

Durchblutungsfördernde Einreibungen

Ölmischungen mit ätherischen Ölen, zum Beispiel Zimt, Kampfer, Muskatnuss oder Eukalyptus, können die Schmerzen lindern. Dafür mischen Sie einige Tropfen des ätherischen Öls mit 50 bis 100 ml süßem Mandel- oder Jojobaöl. Dieses Öl massieren Sie vorsichtig in die schmerzende Stelle.

Latschenkiefertinktur zum Kühlen und Wärmen

In der Apotheke erhalten Sie Latschenkiefertinkturen, die sowohl kühlen als auch wärmen. Reiben Sie die Tinktur drei- bis viermal täglich in die schmerzenden Körperpartien ein. Das kühlt zuerst und dann verbreitet sich eine wohlige, entzündungshemmende und schmerzlindernde Wärme.

Einreibungen wirken durchblutungsfördernd, kühlend oder wärmend.

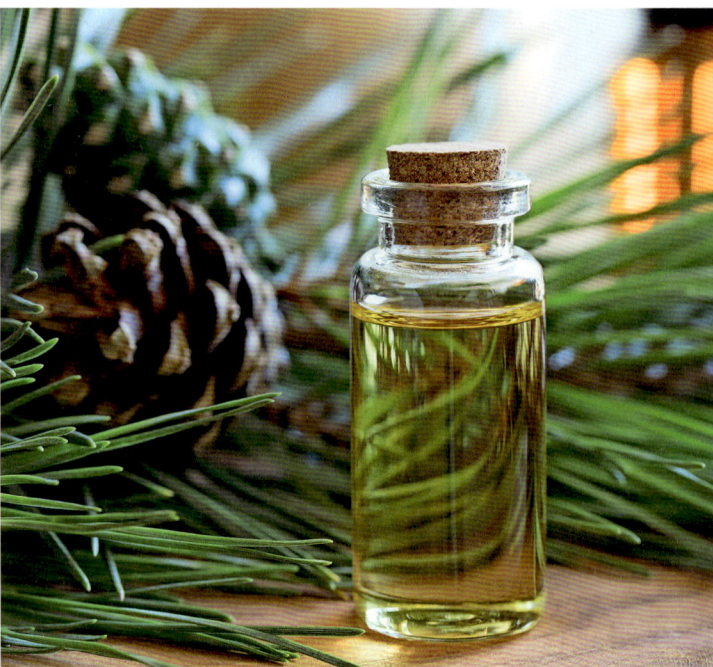

Akupunktur und Blutegeltherapie

Akupunktur

Die Akupunktur ist ein wichtiger Bestandteil der Traditionellen Chinesischen Medizin (TCM). Sie kann Ihre Gichtbehandlung unterstützen, insbesondere, wenn Sie Schmerzen haben. Allerdings ist es wichtig, dass Sie sich von einem erfahrenen Therapeuten behandeln lassen.

Die TCM geht von der Grundannahme aus, dass über die Meridiane – Energieleitbahnen im Körper – sämtliche Organe des Körpers mit Lebensenergie versorgt werden. Gesundheitliche Probleme und Erkrankungen entstehen, wenn der Energiefluss in den Meridianen gestört ist. Damit die Energie wieder ungestört fließen kann, werden bei der Akupunktur dünne Nadeln an bestimmte Punkte im Verlauf der Meridiane gestochen. Damit wird je nach Bedarf der Energiefluss beschleunigt oder verlangsamt. Ein gut ausgebildeter Therapeut kann mittels Pulsdiagnose feststellen, in welchen Meridianen zu viel und in welchen zu wenig Energie fließt.

Die Akupunktur kann auch bei der Behandlung von Gicht eingesetzt werden. Sie lindert Schmerzen in den Gelenken, Entzündungen gehen zurück, die Nieren werden gestärkt und die Ausscheidung der Harnsäure wird angeregt. In Studien konnte gezeigt werden, dass Akupunktur gegen die Schmerzen bei Gicht hilft, obwohl die Wirkungsweise nicht wissenschaftlich erklärt werden kann. Manche Krankenkassen übernehmen sogar die Kosten der Akupunkturbehandlung bei Gicht – fragen Sie bei Ihrer Krankenkasse nach.

> **!**
> Auch wenn nicht klar ist, wie sie wirkt – die Akupunktur lindert Schmerzen bei Gicht.

Blutegeltherapie

Das Ansetzen von Blutegeln ist eine sehr alte Therapie und hilft bei verschiedenen Erkrankungen, unter anderem bei Gelenkerkrankungen. So können Blutegel auch bei Gicht wertvolle Dienste leisten. Für die Therapie werden nur gezüchtete Blutegel verwendet, die allen hygienischen Vorschriften entsprechen. Das eingesetzte Tier wird nur einmal verwendet.

Die Blutegel werden von geschultem Personal sanft auf das Behandlungsareal aufgesetzt. Sie beißen sich fest und saugen Blut, dabei geben sie ihren Speichel ins Blut, der blutverdünnende, gerinnungs- und entzündungshemmende sowie schmerzstillende Substanzen enthält. Nach 20 bis 60 Minuten fallen die Blutegel ab. Die Behandlung ist nicht schmerzhaft, manchmal treten danach Juckreiz oder Rötungen an den behandelten Stellen auf, was aber nach einigen Tagen zurückgeht.

Angeboten wird die Therapie meist von Heilpraktikern. Im Internet finden Sie zum Beispiel unter www.heilpraktiker.org/blutegeltherapie eine Übersicht.

Das Ansetzen von Blutegeln ist eine sehr alte Therapie.

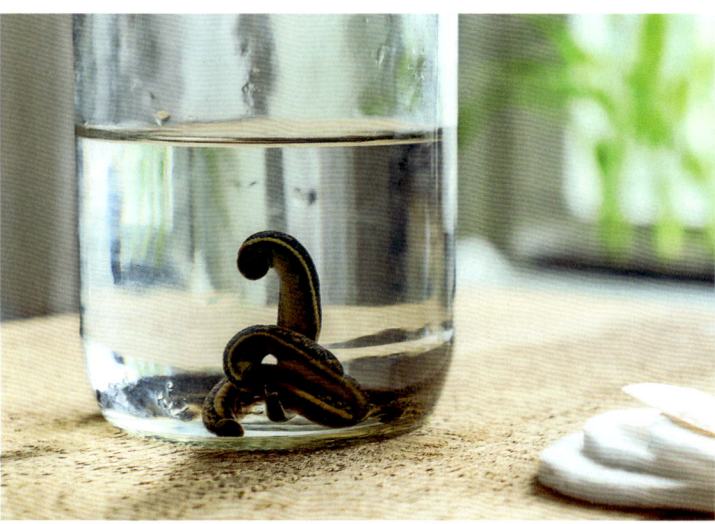

Harnsäuretabelle

In der folgenden Tabelle ist aufgeführt, wie viele Purine (P) ausgewählte Lebensmittel enthalten. Zudem finden Sie Angaben dazu, wie viel Harnsäure (HS) aus den Purinen jeweils produziert wird.

Pro Tag sollten Sie mit der Ernährung insgesamt nicht mehr als 170 mg Purine zu sich nehmen, also eine Menge, aus der rund 400 mg Harnsäure gebildet wird.

FLEISCH	P IN 100 g	HS IN 100 g
Hammelkotelett	61	146
Hammellende	81	195
Kalbfleisch (Muskelfleisch)	63	150
Kalbsbries (Thymusdrüse)	525	1260
Kalbskotelett	52	125
Kalbsleber	182	460
Kalbsniere	88	210
Lammfleisch (Muskelfleisch)	76	182
Rinderherz	107	256
Rinderleber	231	554
Rinderlunge	166	399
Rinderniere	112	269
Rinderzunge	67	160
Rindfleisch (Muskelfleisch)	58	140
Schweinefleisch (Muskelfleisch)	63	150
Schweineleber	125	300
Schweineniere	139	334
Schweineschulter, roh	63	150

Schweineschulter, gebraten	83	200
Schweineschulter, Haut	116	280
Schweinskotelett	49	118
Hirsch	67	160
Kaninchen	60	145
Reh	63	145
WURST UND SCHINKEN	**P IN 100 g**	**HS IN 100 g**
Blutwurst	38	90
Bratwurst	54	130
Fleischextrakt	1459	3500
Fleischkäse	58	130
Frankfurter Würstchen	54	130
Jagdwurst	54	130
Leberpastete	52	125
Leberwurst	73	175
Mortadella	54	130
Gekochter Schinken	83	198
Roher Schinken	84	200
Wiener Würstchen	46	110
GEFLÜGEL	**P IN 100 g**	**HS IN 100 g**
Ente	64	153
Gans	69	165
Huhn, Keule, gebraten	98	235
Huhn mit Haut, gebraten	125	300
Putenschnitzel, roh	50	120

FISCH	P IN 100 g	HS IN 100 g
Forelle	83	200
Hecht	58	140
Heilbutt	123	294
Hering	79	194
Hering, grün, ohne Haut	74	178
Heringsfilet	88	210
Heringsrogen	79	190
Kabeljau (Dorsch)	63	150
Kabeljaufilet	50	120
Karpfen	63	150
Lachs	68	163
Makrele	60	145
Makrele, roh, mit Haut	167	400
Makrele, roh, ohne Haut	75	180
Rotbarsch (Goldbarsch)	100	241
Sardine	144	345
Schellfisch	54	130
Scholle	58	140
Scholle, roh, mit Haut	71	170
Scholle, roh, ohne Haut	54	130
Seelachs	68	163
Seezunge	55	131
Thunfisch	107	257
Zander	46	110

FISCHERZEUGNISSE	P IN 100 g	HS IN 100 g
Aal (geräuchert)	48	115
Anchovis	108	260
Brathering, mit Haut	88	210
Brathering, ohne Haut	67	160
Bückling, mit Haut	100	240
Bückling, ohne Haut	60	145
Kaviar	60	145
Lachs (geräuchert)	100	242
Makrele (geräuchert)	76	182
Matjeshering	91	219
Ölsardinen, mit Haut	146	350
Ölsardinen, ohne Haut	88	210
Sardinen (in Öl)	200	480
Sprotte (geräuchert)	223	535
Thunfisch (in Öl)	121	290
KRUSTEN- UND SCHALENTIERE	**P IN 100 g**	**HS IN 100 g**
Auster	38	90
Garnele	61	147
Hummer	73	175
Krebs	25	60
Miesmuschel	154	370
MILCHPRODUKTE	**P IN 100 g**	**HS IN 100 g**
Buttermilch	0	0
Camembert, 45 % Fett i.d.Tr.	13	30
Dickmilch	0	0
Emmentaler, 45 % Fett i.d.Tr.	4	10

Feta, 45 % Fett i.d.Tr.	13	30
Gouda, alt, 45% Fett i.d.Tr.	7	16
Harzer Käse, 10 % Fett i.d.Tr.	10	24
Joghurt, natur	0	0
Kefir	0	0
Limburger, 20 % Fett i.d.Tr.	10	24
Milch	0	0
Mozzarella	4	19
Quark, 20 % Fett i.d.Tr.	0	0
Sauermilch	0	0
Schmelzkäse, 20 % Fett i.d.Tr.	11	26
Schmelzkäse, 60 % Fett i.d.Tr.	5	13
Ziegenmilch	16	

EIER UND FETTE	P IN 100 g	HS IN 100 g
1 Ei (M)	2	5
1 Eigelb	3	6
1 Eiweiß	1	2
Salatmayonnaise, 50 % Pflanzenöl	0	1
Tierische u. pflanzliche Fette und Öle	0	0

GEMÜSE	P IN 100 g	HS IN 100 g
Aubergine	8	20
Bambussprossen	6	15
Blumenkohl	19	45
Bohnen (grün)	18	42
Avocado	13	30
Broccoli	21	50
Chicorée	6	15

Chinakohl	10	25
Endivien	4	11
Feldsalat	10	24
Fenchel	7	16
Grünkohl	13	30
Karotte	6	15
Kartoffel	6	15
Kohlrabi	13	30
Kopfsalat	4	10
Lauch	17	40
Möhre	6	15
Paprika, grün	4	10
Paprika, rot	6	15
Porree	17	40
Radieschen	4	10
Rettich	4	10
Rhabarber	2	5
Rosenkohl	25	60
Rote Bete	8	20
Rotkohl	17	40
Salatgurke	2	6
Sauerampfer	23	55
Sauerkraut	8	20
Schwarzwurzel	29	70
Sellerie	13	30
Spargel	10	25
Spinat	21	50

	P IN 100 g	HS IN 100 g
Tomate	4	10
Wirsingkohl	17	40
Zucchini	8	20
Zwiebel	4	9
PILZE	**P IN 100 g**	**HS IN 100 g**
Champignon	25	60
Pfifferling	13	30
Steinpilz	34	80
OBST	**P IN 100 g**	**HS IN 100 g**
Ananas	8	20
Apfel	6	15
Aprikose	8	20
Aprikose (getrocknet)	32	75
Banane	11	25
Birne	6	15
Brombeere	5	15
Dattel	21	50
Erdbeere	11	25
Banane	11	25
Heidelbeere	8	20
Himbeere	8	18
Kirsche (süß)	6	15
Orange	8	20
Pfirsich	8	18
Preiselbeere	5	13
Wassermelone	8	20
Weintraube, blau	8	20

►►

Weintraube, weiß	8	20
Zwetschge	8	20
GETREIDE, REIS, NUDELN	**P IN 100 g**	**HS IN 100 g**
Buchweizen	62	149
Gerstengraupen	34	82
Grieß	23	55
Grünkern	34	82
Haferflocken	42	100
Hirse	35	85
Nudeln, gekocht	22	52
Reis (natur, gekocht)	15	35
Reis (weiß, gekocht)	10	25
Roggen (ganzes Korn)	20	47
Sago	34	82
Stärke	0	0
Tapioka	37	89
Vollkornmehl	35	84
Vollkornnudeln, gekocht	21	50
Vollkornnudeln, roh	65	157
Weizen (ganzes Korn)	17	40
Weizenmehl	8	20
HÜLSENFRÜCHTE UND SOJA	**P IN 100 g**	**HS IN 100 g**
Bohnen (weiß)	75	180
Erbsen	62	150
Linsen	84	200
Sojabohnen	92	220
Sojabohnenmehl	123	296

Sojafleisch	154	370
Sojasauce	25	60
Sojaschrot	84	200
Tofu	29	70
BROT UND BACKWAREN	**P IN 100 g**	**HS IN 100 g**
Brötchen	15	36
Knäckebrot	42	100
Laugengebäck	13	41
Mehrkornbrot (Mischbrot	19	46
Roggenbrot	28	67
Roggenvollkornbrot	21	50
Weißbrot	17	41
Weizentoastbrot	17	40
Zwieback	25	60
NÜSSE UND SAMEN	**P IN 100 g**	**HS IN 100 g**
Erdnuss	42	100
Haselnuss	13	30
Mandel	13	30
Mohn	70	154
Sesam	37	88
Sonnenblumenkerne	65	157
Walnuss	10	25
GETRÄNKE MIT UND OHNE ALKOHOL	**P IN 100 g**	**HS IN 100 g**
Altbier	2	5
Apfelsaft	3	8
Bockbier, hell	5	13
Cola	4	10

!

Alkoholische Getränke enthalten zwar keine oder wenige Purine, sie hemmen jedoch die Harnsäureausscheidung und erhöhen so den Harnsäurespiegel.

Cola light	1	2
Diätbier	4	10
Doppelbock	6	14
Export Bier	5	11
Jever Pilsener	4	10
Jever light	2	5
Kaffee	0	0
Kaffeepulverextrakt	0	0
Kölsch	2,5	6
Löwenbräu, alkoholfrei	6	14
Malzbier	2	5
Orangensaft	5	12
Pilsener Lagerbier, Pils	5	13
Sekt	0	0
Spirituosen	0	0
Tee (schwarz)	0	0
Wein	0	0
Weißbier	6	15
Weizenvollbier, hefefrei	4	10

ANHANG

Hilfreiche Adressen und Webseiten

Deutsche Gicht-Liga e. V.

Berger Straße 434

60385 Frankfurt

Tel. 0811 5552870

www.gichtliga.de

Hier finden Gichtpatienten viele Informationen rund um die Erkrankung, weiterführende Links und einen Purinrechner.

Deutsche Rheuma-Liga Bundesverband e. V.

Maximilianstraße 14

53111 Bonn

Tel. 0228 766060

www.rheuma-liga.de

Die Rheuma-Liga ist die größte Patientenorganisation für Rheumatiker in Deutschland. Sie bietet in allen Bundesländern Selbsthilfegruppen an, die beraten, sich austauschen, Bewegungsangebote schaffen und allgemein für die Interessen rheumakranker Menschen eintreten.

rheuma-online.de

rheuma-online wurde im März 1997 als rheumatologische Informationsplattform im Internet gegründet und ist heute die größte Website mit rheumatologischen Informationen und Services im deutschsprachigen Raum. Hier finden auch Gichtpatienten viele Informationen sowie Selbsthilfegruppen, Chats, Foren und Tests.

www.purinarm-kochen.de

Als bei Stefan Hennschen Gicht diagnostiziert wurde, baute er diese Website auf, um Kontakt zu Gleichgesinnte zu finden, die ebenfalls ihre Lust aufs Kochen weiterleben – trotz ihrer Gichterkrankung. Neben vielen leckeren Rezepten gibt es eine „Gicht-Community", in der sich Gichtpatienten untereinander austauschen können.

https://gicht-lotse.de

Website von Jochen Hein mit vielen Informationen, wie Patienten den Spagat zwischen Diät und Genuss spielend meistern.

Lesetipps

Dr. med. Heike Bueß-Kovács, Birgit Kaltenthaler: Gicht im Griff in 10 Wochen. Das Selbsthilfeprogramm für Betroffene. Viele leckere Rezepte: Purinarme Tagespläne selbst zusammenstellen. 2. Auflage, 160 Seiten. ISBN 9783899939330. humboldt

Sonja Carlsson: 111 Rezepte gegen Gicht. Purinarm essen – Schmerzen lindern. 2. Auflage, 144 Seiten. ISBN 9783899938784. humboldt

Dr. med. Heike Bueß-Kovács: Gicht natürlich behandeln. Heilmittel, die für Linderung sorgen. Das können Sie selbst tun. Sanfte Selbsthilfe mit Homöopathie. 144 Seiten. ISBN 9783899938586. humboldt

Sonja Carlsson: Vegetarisch genießen bei Rheuma und Gicht. Mit der richtigen Ernährung Schmerzen lindern. Über 80 neue Rezepte. 160 Seiten. ISBN 9783899936414. humboldt

Sven-David Müller, Christiane Weißenberger: Ernährungsratgeber Gicht. Genießen erlaubt. 6. Auflage, 132 Seiten. ISBN 9783899938746. humboldt

Register

Bibliografische Information der Deutschen Nationalbibliothek
Die Deutsche Nationalbibliothek verzeichnet diese Publikation in der
deutschen Nationalbibliografie; detaillierte bibliografische Daten sind im
Internet über http://dnb.ddb.de/ abrufbar.

ISBN 978-3-86910-076-0 (Print)
ISBN 978-3-86910-077-7 (PDF)
ISBN 978-3-86910-078-4 (EPUB)

Fotos:
Titelmotiv: shutterstock/Lizardflms; NY Studio; YamabikaY
Stock.adobe.com: sebra, Viacheslav Iakobchuk, Max Tactic: 6; Henrie: 13;
Henrie: 15; Henrie: 19; Max Tactic: 23; maglara, juefraphoto, Martinina:
30; almaje: 35; tanjichica: 41; StefanieB.: 47; Jodie Johnson: 50; maglara:
53; tycoon101: 57; Corinna Gissemann : 61; noirchocolate: 65;
detailblick-foto: 69; pikselstock, Monkey Business, Danny S.: 78; Monkey
Business: 83; Peter Atkins: 85; Halfpoint: 87; Danny S.: 89; aboikis,
daffodilred, Sergii Moscaliuk: 92; aboikis: 98; daffodilred: 101;
tashka2000: 104; Sergii Moscaliuk: 107; xiquence: 111; Madeleine
Steinbach: 112; masterq: 114

© 2019 humboldt
Eine Marke der Schlüterschen Verlagsgesellschaft mbH & Co. KG
Hans-Böckler-Allee 7, 30173 Hannover
www.humboldt.de
www.schluetersche.de

Lektorat: Annette Gillich-Beltz, Essen
Layout: Groothuis, Lohfert, Consorten, Hamburg
Covergestaltung: semper smile Werbeagentur GmbH, München
Satz: Die Feder, Konzeption vor dem Druck GmbH, Wetzlar
Druck und Bindung: Gutenberg Beuys Feindruckerei GmbH, Langenhagen